MOURIR
AVANT DE N'ÊTRE ?

Sous la direction de

RENÉ FRYDMAN
MURIEL FLIS-TRÈVES

MOURIR
AVANT DE N'ÊTRE ?

COLLOQUE

GY*nécologie* I
PSY*chologie*

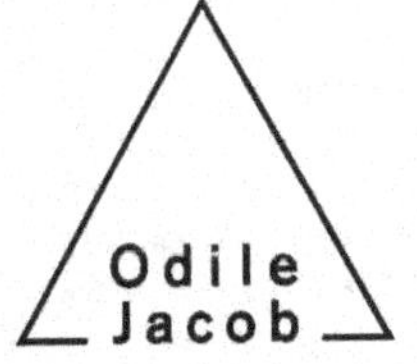

PRÉFACE

« Mourir avant de n'être. »

L'oreille perçoit bien ce qui est dit dans la duplicité du mot « n'être » mais ce n'est pas seulement cela qu'on entend.

Dans « naître » on entend aussi les désirs, les conflits, les souffrances.

Pourtant la définition du mot « naître » du dictionnaire Robert est « venir au monde, sortir de l'organisme maternel ».

Comme cela semble facile de naître, lorsque c'est écrit noir sur blanc.

Dans les faits, la naissance est souvent une formalité mais parfois cela devient d'une grande complexité, lorsque c'est la mort qui est au rendez-vous.

Comment accepter et accueillir la mort au sein d'une maternité ?

Comment accompagner des patients qui vivent la mort d'un non-né, d'un bébé à peine né ?

Comment accompagner les parents ?

Quels rituels de deuil et quelles funérailles ?

Par quel remaniement psychologique, la future mère, qui échoue à l'être, résout-elle sa perte ?

Comment dire l'émotion des médecins ?

Fausses couches, interruptions médicales de grossesse, réductions embryonnaires, décès périnatals, des morts avant la naissance, souvent « sans sépulture », dont il était l'usage de ne point parler. Elles ne sont plus escamotées depuis plusieurs années.

Médecins, sages-femmes, anthropologues, philosophes, psychanalystes parlent de ces problèmes particuliers posés par ces morts qui surviennent le plus souvent en maternité.

Nous allons donc suivre comment chacun dans sa spécificité prend en compte l'irruption de la mort, aborde la question du deuil, se charge de la souffrance.

La mort brutale, insolente, qui surgit au sein même d'une autre vie, rapte le sens de celle-ci et en interdit parfois jusqu'à la parole. C'est cette parole à plusieurs que nous allons tenter de faire re-naître maintenant.

René FRYDMAN
Muriel FLIS-TRÈVES

MORTELLE ET SEXUELLEMENT
TRANSMISSIBLE EST LA VIE [1]

Donner la vie est aussi un acte porteur de mort. L'intime et constante dépendance de ces deux notions de vie et de mort nous est nécessaire pour penser la filiation.

De la mort il n'y a pas de représentation dans l'inconscient, Freud n'a cessé de l'affirmer et je pense qu'il nous faut le suivre. La mort pourtant régit la vie psychique. Les figurations par lesquelles elle nous est accessible et présente sont celles de la castration, de la destructivité sous toutes ses formes, allant de l'extrême sadisme au désinvestissement.

Écrites au lendemain de la Première Guerre mondiale, les « Considérations actuelles sur la guerre et sur la mort [2] » sont un texte bouleversant où se trouve posée la question de la mort, du meurtre, du parricide, face plus obscure du tabou de l'inceste. Avec simpli-

---

1. Ce texte est une version très légèrement remaniée d'un article publié sous le titre « Une maladie mortelle et sexuellement transmissible » dans la *Revue Française de Psychanalyse*, 1, 1996 (Paris, PUF).
2. S. Freud, « Considérations actuelles sur la guerre et sur la mort », in *Essais de psychanalyse*, Paris, Payot, 1988.

cité, Freud s'interroge sur notre attitude face à la mort. Nous tentons de l'éliminer de notre vie, de jeter sur elle le voile du silence.

La mort est indécente. Seuls les jeunes enfants peuvent parfois l'évoquer sans gêne : « Chère maman, quand tu seras morte, je pourrai peut-être porter ta robe bleue ? » Remarquable est l'insistance usuelle sur le caractère occasionnel ou accidentel prêté à la mort, comme pour la dépouiller de l'aspect de nécessité qui pourtant la définit. La « mort naturelle » est une notion incongrue, probablement étrangère à bien des civilisations. Or, en même temps, la mort fascine. Elle est ce par quoi la vie devient un enjeu intéressant. Quel serait l'attrait de ce que l'on ne peut ni perdre, ni jouer, ni brûler ? Preuve en est la littérature où il devient loisible de nous identifier avec délectation à la mort d'un héros de roman et de lui survivre, pour être prêt à mourir différemment au chapitre suivant, ou bien dans un autre livre. Paradoxalité de l'idée de mort qui nous frappe quotidiennement dans la clinique et dans la vie. Merveilleusement illustrée par la perplexité de l'enfant de *La Vie devant soi* [1] qu'Ajar, pseudonyme de Romain Gary, fait s'étonner de ce que les adultes tiennent tous d'abord à la vie, alors qu'il y a de si belles choses dans les magasins... Paradoxalité contenue dans cette réponse d'une jeune suicidée à l'interne de garde qui veut qu'elle passe une nuit à l'hôpital : « Mais vous êtes fou, les enfants sont seuls ! » Apparente paradoxalité enfin, chez une mienne patiente psychotique qui ne restait pas une semaine sans tenter gravement de se tuer et m'avouait avoir si peur de mourir sous les bombes durant la guerre du Golfe...

Paradoxalité, d'ailleurs liée à la contradiction qui

____

1. R. Gary, *La Vie devant soi*, Paris, Gallimard, « Folio », 1982 et É. Ajar, *La Vie devant soi*, Paris, Mercure de France, 1990.

fait de la mort le point d'articulation entre l'intemporalité de l'inconscient et la finitude de la vie.

Pour Freud, c'est devant la vision du cadavre d'un être aimé que prirent naissance les diverses croyances en l'immortalité de l'âme – j'y ajouterai aussi bien des courants philosophiques – mais surtout le sentiment de culpabilité, conséquence de ce premier conflit d'ambivalence entre la douleur de la perte et le triomphe haineux, le refus ou l'impossibilité enfin de s'imaginer à la place de ce mort chéri.

De la mort, Freud n'a jamais fait une catégorie métapsychologique. Elle n'est que reliée à l'activité défensive de la sphère consciente, elle est sans base pulsionnelle. Contester que la mort n'existe pas dans l'inconscient implique de contester également l'intemporalité du ça, sa fonction économique et toute la métapsychologie. La notion de mort affecte nos processus conscients et il peut exister une motion à mourir, inhérente, je crois, à chacun d'entre nous, qui en rien ne contredit la non-existence de la représentation de la mort dans l'inconscient. Il s'agit de niveaux topiques différents, mais sans doute n'est-ce pas un hasard si tant de malentendus théoriques perdurent encore aujourd'hui autour du seul mot de mort. Ainsi, la pulsion de mort continue d'être récusée par certains qui n'hésitent pas pourtant à utiliser la deuxième topique.

Je me suis demandé si une autre source de difficulté ne résidait pas dans l'extrême condensation de cet article de 1915. Si elles suivent de peu le début de la Première Guerre mondiale, les « Considérations actuelles sur la guerre et sur la mort [1] » ont surtout été écrites un an après l'introduction du concept de narcissisme dans la théorie des pulsions. Freud oppose encore pulsions sexuelles et pulsions d'auto-

---

1. S. Freud, art. cité.

conservation, et le concept de libido narcissique s'avère fructueux pour rendre compte des psychoses mais viendra bouleverser la première opposition pulsionnelle. L'écriture du texte me paraît marquée d'un double vacillement : vacillement interne à la métapsychologie, qui fait que le cheminement vers la deuxième théorie des pulsions paraît inéluctable, mais vacillement éthique aussi devant le carnage de la guerre. Confronté à la mort de proches, de patients, Freud s'interroge mais réaffirme une fois de plus sa non-existence dans l'inconscient, et le conflit que la rencontre avec elle engendre comme source de toute ambivalence. Il me semble lire ici les prémisses d'une réflexion qui, en 1920, amènera Freud à la « spéculation [1] » d'une pulsion de mort, conception qui s'origine dans la nécessité d'une fusion entre pulsions sexuelles et énergie instinctuelle autoconservatrice, mais aussi dans la persistance à défendre un dualisme auquel il n'a jamais renoncé. Je crois que, loin de l'aboutissement d'un quelconque pessimisme devant la mort, on assiste ici à un moment où, tout en demeurant fidèle à sa définition initiale de la pulsion, Freud s'apprête à mieux reformuler les notions de libido érotique et narcissique, donc à se dégager du dilemme sexualité de vie ou sexualité de mort.

Définir une pulsion de mort qui n'est pas ce qui mène à la mort mais à une force de déliaison lui permettra de conserver sa double valence à la pulsion sexuelle, à la fois destructrice et conservatrice, selon la qualité de son alliage à cette pulsion dite « de mort », nécessaire à la vie. La question pulsions sexuelles et/ou pulsions de conservation est déplacée sur l'objet bipulsionnellement investi, ce dernier devient le lieu où se nouent des mouvements antagonistes.

------

1. S. Freud (1920), *Essais de psychanalyse*, Paris, Payot, 1988.

Résolu par Freud au travers d'une révision de la première théorie des pulsions, le débat sexualité de vie/sexualité de mort a, sous des formes diverses, hanté la littérature. Il m'a néanmoins semblé intéressant de constater qu'à la même époque, dans le même contexte de la Vienne de 1915 et du début de la Première Guerre mondiale, cette même question sous-tendait une œuvre qui est celle de Hugo von Hofmannsthal.

Poète extrêmement talentueux, virtuose précoce de l'écriture sous toutes ses formes, le jeune Hugo est issu d'une famille juive de Prague anoblie par l'empereur et convertie au christianisme. Nourri de romantisme allemand et de philosophie, très inspiré par Mozart dans sa veine messianique, Hofmannsthal semble habité dans son écriture spirituelle par la question de l'identité, et son roman, *La Femme sans ombre* [1], semble bien au cœur de cette problématique.

Dans une lettre à Richard Strauss, Hugo von Hofmannsthal évoque le « riche présent d'une heure inspirée ». Il vient de trouver là le sujet d'une œuvre longuement mûrie. Le texte du livret de l'opéra sera achevé en juillet 1914, mais l'auteur s'oblige à une seconde rédaction en prose qu'il veut plus libre et plus fouillée. Il mettra encore cinq ans pour parvenir à l'achèvement de ce conte allégorique. J'en résume brièvement l'intrigue :

L'impératrice des Monts de la Lune est fille de Keikobad, prince des esprits. Bien que monarque, son époux n'est, lui, qu'un mortel. Il règne sur un pays énigmatique, intemporel, sans frontières et sans sujets. C'est un chasseur et un amant à la recherche d'un éternel plaisir. Née d'un père divin et non d'un couple, l'impératrice rêve d'accéder à une union

---

1. Hofmannsthal H. (1919), *La Femme sans ombre*, Grasse, Verdier, 1992.

humaine. Afin de pouvoir enfanter de lui, elle devra devenir femme, donc avoir une ombre. Conseillée par une duègne, personnage trouble qui lui a servi de mère, l'impératrice cherchera à acquérir cette ombre qui signerait enfin son accession à l'incarnation. Pour ce faire, il lui faut descendre dans le monde des humains et subtiliser ou acheter l'ombre d'une mortelle. Féminine et coquette, la femme d'un pauvre teinturier semble une proie toute désignée. En échange de son ombre, elle obtiendrait de l'argent pour se parer et l'assurance d'une silhouette qu'aucune maternité ne viendrait déformer. Non dépourvu de cruauté, ce contrat évoque un marché de dupes et les deux femmes le comprennent à temps, qui s'entendent pour ne rien troquer.

L'une accepte de vivre avec son manque, l'autre reconnaît le sien et, par son renoncement, accédera à la finitude. Peu importe l'issue morale de ce conte, son sens n'en demeure pas moins ambigu : qu'est-ce qu'avoir une ombre ? Qu'est-ce que cette tache obscure qui s'attache à nos pas et signifie l'opacité d'un corps, son « incarnation », son identité sexuée et par conséquent sa mortalité ?

Pour Hofmannsthal, l'ombre – métaphore de la vie comme de la mort – est la preuve de l'existence d'un corps rattaché à la terre dans sa matérialité. Ici, c'est la possibilité de mourir qui signe l'incarnation humaine et donc la vie. La chair naît de la finitude, elle-même source de souffrances et de désirs. À travers le thème de la maternité se profile la question du statut de la sexualité. Curieusement, von Hofmannsthal semble ranger le plaisir sexuel pur (sans procréation) dans le monde de l'esprit = *sine materia*. La seule procréation signifierait l'incarnation. L'auteur paraît se démarquer là de la tradition judéo-chrétienne, selon laquelle ce sont enfantement et parentalité qui donnent droit de cité à une sexualité sans cela pragmatique.

Pourtant, ce faisant il réintroduit la notion de succession des générations comme condition de l'accession à la sexualité génitale. C'est là cette longue quête de l'impératrice, à la recherche d'une ombre. Pour être femme, pour avoir véritablement un corps pulsionnel, il lui aurait fallu des parents qui soient mortels et que prennent ainsi sens les désirs incestueux et le renoncement qui installent ambivalence et culpabilité.

Ne retrouve-t-on pas ici, à travers la métaphore hofmannsthalienne de l'ombre, la conjonction de thèmes évoqués subtilement et condensés dans les « Considérations actuelles » ? Si elle reste topiquement consciente, la confrontation à la mort est nécessaire pour enraciner le conflit qui fait qu'un corps vivant est aussi un corps psychique. La tache d'obscurité qui s'attache à nos pas figurerait ce double ancrage qui, entre vie et mort, signe la condition humaine et sa fécondité.

C'est en écoutant un jour une femme parler de sa maladie létale d'origine sexuelle que m'a frappée l'idée que la vie est elle aussi un état présent, don ou maladie – sexuellement transmissible et toujours mortel.

Marilia AISENSTEIN

RÉFÉRENCES

FREUD S., « Considérations actuelles sur la guerre et sur la mort », in *Essais de psychanalyse*, Paris, Payot, 1988.
FREUD S. (1915), *Éphémère destinée*, in *Résultats, idées, problèmes I*, Paris, PUF, 1984.
FREUD S. (1920), *Essais de psychanalyse*, Paris, Payot, 1988.
GARY R., *La Vie devant soi*, Paris, Gallimard, « Folio », 1982 et Ajar É., *La Vie devant soi*, Paris, Mercure de France, 1990.
GREEN A., *La Causalité psychique*, Paris, Odile Jacob, 1995.

HOFMANNSTHAL H. (1919), *La Femme sans ombre*, Grasse, Verdier, 1992.

ROSENBERG B., *Masochisme mortifère et masochisme gardien de la vie*, Paris, PUF, coll. « Monographies de la Revue française de psychanalyse et de recherche », 1991.

LES MAL-MORTS

Dans le présent de nos sociétés, les mourants n'ont plus de statut, marginalisés qu'ils sont, la plupart du temps, dans les services hospitaliers où ils deviennent avant tout des cas médicaux à observer, à prolonger, à assister techniquement, mais non à écouter ou à soutenir affectivement.

Quant aux morts, ils ne sont plus guère l'objet de culte ni de survie, sinon dans le cœur de l'ami cher ou du parent proche. Aujourd'hui, la mort est cachée, expulsée, effacée de notre vie collective privée ou publique. Les enterrements, sauf exception, ne donnent plus lieu aux longues cérémonies ponctuées de discours, de prières et de chants, au cours desquelles les endeuillés avaient le temps de prendre conscience de l'événement et de s'habituer à l'idée de la perte. Par ailleurs, dans la vie sociale courante, il n'est pas de bon ton d'éprouver ou d'afficher sa peine afin de la partager avec d'autres. Cependant, on sait que ces obligations de retenue, ces replis solitaires, ces prescriptions d'indifférence feinte entraînent des désordres psychologiques et des perturbations sociales [1].

En fait, dans nos sociétés occidentales urbanisées et industrialisées, la mort est *mortelle* tant pour ceux qui décèdent que pour ceux qui survivent.

Pourtant, ces morts dont nous venons de parler ont laissé une longue trace, leur souvenir se perpétue dans nombre d'objets ou d'images, leur nom s'inscrit sur le papier ou sur la pierre et l'on peut aisément, à travers ces multiples reliques et archives, garder leur mémoire. Néanmoins, sur eux tombe aujourd'hui la consigne du silence. Certes, il n'en a pas toujours été ainsi. Mais le contexte culturel de déritualisation croissante dans lequel s'inscrivent nos sociétés a entraîné la disparition des pratiques traditionnelles qui entouraient ces « bons » morts – bons parce qu'ils avaient accompli leur vie, porté un nom et occupé une place généalogique. Ces pratiques rendaient possible le passage du défunt de la communauté des vivants à celle des ancêtres et permettaient, dès lors, aux vivants d'accomplir le deuil et de triompher ainsi de la mort, ou à tout le moins de s'en accommoder, puisqu'on admet, tout aussi universellement, qu'elle est inévitable.

À ces « bons morts » s'opposent les « mal-morts », les mauvais, ceux qui n'ont pas le statut de mort et n'ont, par conséquent, pas droit à la dignité du cérémonial ou du souvenir. Parmi ces mauvais morts, on trouve, dans toutes les sociétés, les mort-nés ou ces bébés qui ne sont nés que pour mourir aussitôt et pour

---

1. Les raisons sociologiques de ce refoulement ont été étudiées en particulier par G. Gorer (1965), *Ni pleurs ni couronnes*, précédé de *Pornographie de la mort*, Paris, EPEL, 1995. Cf. aussi C. Le Grand-Sébille, « Des morts singulières », communication présentée aux Journées du Laboratoire d'anthropologie sociale et de l'École normale supérieure de Saint-Cloud, les 31 janvier et 1er février 1996, sur le thème *Le fœtus, le nourrisson et la mort*.

lesquels n'existent ni épitaphe ni trace. Décédés en dehors de leur temps, non nommés, non baptisés ou initiés, laissant un vide généalogique, ces petits morts ont été, en tous lieux et en tous temps, exclus du rituel funéraire normal.

Au reste, que se passe-t-il dans nos sociétés ? Remarquons ainsi que nous n'avons pas de terme pour désigner l'état de parents d'un enfant mort ni, du reste, celui d'un enfant dont le frère ou la sœur sont décédés. L'orphelin est celui qui a perdu ses père et mère, être veuf ou veuve c'est avoir perdu son conjoint, et à ces états correspondent des comportements codifiés, des vêtements de texture, de forme, de couleur appropriés. Rien d'équivalent n'existe dans le cas de la perte d'un enfant ou d'un germain. Certes, le chagrin des parents peut être grand, mais la réaction sociale, l'obligation de deuil fait défaut ou, à tout le moins, est réduite au minimum. Cette mort-là, ce statut-là sont innommables, socialement inconnaissables.

Pourquoi les bébés, les nourrissons, ces tout-petits, dont la mort, jadis je le suppose comme aujour-d'hui, n'est jamais acceptée, jamais oubliée (je me souviens d'une vieille femme de Minot – ce village de Bourgogne où j'ai travaillé – me disant à propos de son nourrisson mort il y a plus de quarante ans : « quand on l'a eu langé c'est trop »), pourquoi ces décès ont été ainsi, partout et toujours, déniés, marginalisés ?

Le nourrisson : un être inachevé

R. Hertz remarquait, dès 1909 : « La mort des enfants provoque une réaction sociale très faible et presque immédiatement achevée. Tout se passe comme s'il n'y avait pas en ce cas, pour la conscience collective, de mort véritable. Et en effet, les enfants n'étant pas encore entrés dans la société visible, il n'y a pas lieu de les en exclure péniblement et lentement. Comme ils n'ont pas été vraiment séparés du monde des esprits, ils y retournent directement, presque sans qu'il soit besoin de mettre en action les énergies sacrées, sans qu'une période de transition pénible paraisse nécessaire. La mort d'un nouveau-né, à la limite, est un phénomène infrasocial ; la société, n'ayant encore rien mis d'elle-même dans l'enfant, ne se sent pas atteinte par sa disparition et reste indifférente [1]. »

Il faut savoir, en effet, que dans toutes les sociétés l'enfant à sa naissance est considéré comme un être pris encore entre deux mondes : il émerge à peine de l'en-deçà de la vie, mais il n'est pas encore intégré dans un au-delà. D'où, du reste, tout un ensemble de pratiques et de rites observés, dans de nombreuses cultures, au moment de la naissance pour mettre, en quelque sorte, le nouveau-né en marge et lui permettre de « passer » (au sens où Van Gennep entendait ce terme) d'un monde à un autre [2].

Chez les Moken, population nomade qui vit au large des côtes de la Birmanie, le bébé appartient, à sa naissance, au monde des esprits auxquels il est offert sitôt le cordon ombilical coupé. Il est placé dans un coin de la maison, très à l'écart de sa mère, qui n'a envers lui aucun geste de protection ou de tendresse, pas de regards, pas de sourires. Aucune preuve d'attachement n'est mise en évidence. Les marques d'affection excessives sont des appels incitant les esprits à perturber les vivants. Autour de l'enfant, tout doit être vide, neutre. La mère ne lui donnera pas le sein avant un ou deux jours, seule la sage-femme lui donne

---

1. R. Hertz, « Contributions à une étude sur la représentation collective de la mort », *Mélanges de sociologie religieuse et folklore*, Paris, Félix Alcan, 1928 (édition posthume), p. 94.
2. N. Belmont, « Propositions pour une anthropologie de la naissance », *Topique*, 1989, vol. 43, n° 1.

quelques soins. En agissant ainsi, on tente, disent les Moken, de déjouer la jalousie des esprits toujours prêts à prendre ombrage de l'intérêt trop marqué à l'égard du nouveau-né [1].

Le bébé à sa naissance est donc vulnérable, tiraillé entre deux mondes. Aussi se garde-t-on d'attirer l'attention sur lui : ainsi on ne le nommera pas. De nombreux groupes, en effet, ne dénomment l'enfant que longtemps après sa naissance, quand on est assuré de sa survie, de son humanité en somme. Si on le nomme, on choisit des noms de dérision : les Yami de Botel Tobago dénomment le bébé peu après sa naissance, mais ils choisissent souvent des « noms bas », dépréciateurs, tels « le Paresseux », « le Molasson », « l'Oisif »... Ce sont, disent-ils, de « bons noms » qui aident à se cacher des esprits des morts [2].

Dans nos campagnes d'Europe, on croyait que, tant que l'enfant n'était pas baptisé, il restait vulnérable et exposé à toutes sortes de dangers. D'où la discrétion qui entourait la naissance : sorti du ventre de sa mère, le nouveau-né était déposé dans une corbeille à linge et non dans son berceau, on évitait de porter le regard sur lui, on ne le visitait pas, on ne prononçait pas son nom. Ce n'est qu'une fois le baptême accompli que les voisines ou les parents venaient rendre visite à l'accouchée et au bébé, apportant un cornet de sel et un œuf. Mais, dans nos maternités, n'agit-on pas, ou n'agissait-on pas de la même façon, quand, tout de suite après la naissance, on séparait le nourrisson de sa mère, en interdisant à celle-ci de le nourrir pendant au moins quarante-huit heures ? En mettant ainsi le

---

1. J. et J. Ivanoff, « D'un bateau à l'autre. Une enfance moken dans l'archipel des Mergui », *in* J. Koubi et J. Massard-Vincent (dir.), *Enfants et sociétés d'Asie du Sud-Est*, Paris, L'Harmattan, 1995.
2. V. Arnaud, « L'enfant-Esprit. La naissance chez les Yami de Botel Tobago », *in* J. Koubi et J. Masard-Vincent (dir.), *op. cit.*

bébé à l'épreuve par la réclusion, on tente, tout à la fois, de le soustraire aux puissances mauvaises et que se manifeste en lui sa nature humaine, sa force de vie [1].

Toute naissance est donc considérée comme dangereuse, provoquant la rencontre de deux mondes qui s'opposent. Mais, provenant d'un espace inconnu, c'est l'enfant lui-même qui est pourvu d'une *inquiétante étrangeté*. D'où ces enfants dont, dès la naissance, on se méfie et qu'il faut éloigner en les « exposant [2] » dans des lieux sauvages ou au fil de l'eau où ils subiront une nouvelle naissance. Ou encore ces « changelins », terme qui signifie « enfants changés ». Ces enfants qui pleurent tout le temps, sont malingres et s'élèvent mal sont réputés avoir été changés par un être surnaturel qui a mis là son propre enfant et emporté le bébé humain. Quand on découvrait la surnature de l'enfant, on le maltraitait tant que les êtres de l'au-delà étaient censés revenir le prendre et rendre le bébé humain. Nombre d'infanticides peuvent s'expliquer, en Europe, par ces croyances [3].

Surtout, ces enfants venus d'« on ne sait où » peuvent faire preuve d'une certaine sauvagerie. D'où le traitement très particulier réservé à ces enfants dont les frères cadets mouraient tous après la naissance ou dont les frères aînés étaient morts avant leur naissance. Ces enfants, appelés en Grèce traditionnelle adelphophages, « mangeurs de leur frère », sont reconnaissables parce qu'ils portent une marque,

---

1. Cf. N. Belmont, art. cité.
2. N. Belmont, « L'enfant exposé », *Dialogue*, 1995, vol. 1, n° 127.
3. Cf. M. Picone, « Quand l'âme précède le corps (Extrême-Orient, Japon) », communication présentée aux Journées du Laboratoire d'anthropologie sociale et de l'École normale supérieure de Saint-Cloud les 31 janvier et 1er février 1996, sur le thème *Le fœtus, le nourrisson et la mort*.

« une mouche », sur le front [1]. On traite alors cet *adel-phodrokti* (persécuteur de ses frères et sœurs) en l'enfermant dans un four à l'entrée duquel on enflamme un buisson. On ferme la porte du four. Puis on l'ouvre et on jette au bébé un biscuit en lui criant : « Mangeras-tu tes frères ? » L'enfant, ou plutôt une voix qui imitait l'enfant, répondait : « Non, je ne mangerai que des biscuits. »

Enfants adelphophages, réductions embryonnaires qui déchaînent les fantasmes des mères, entre ces deux cas existe une similitude troublante : ici, nos techniques les plus modernes de procréation artificielle rejoignent, dans l'imaginaire, des croyances populaires encore répandues au début de notre siècle.

Enfants exposés, changés, enfournés ou encore promis ou vendus, toutes ces manipulations et ces transactions dont l'enfant peut être l'objet à sa naissance nous rappellent que celui-ci participe d'un autre monde redoutable, mortifère, dont il faut l'extraire afin que s'ancre en lui sa nature humaine [2]. Mais ces façons de faire sont là aussi pour dire aux parents que leur enfant ne leur appartient pas et qu'en le procréant ils ont contracté une dette symbolique dont ils doivent s'acquitter. Avec la dette, les notions de faute et de culpabilité ne sont pas loin...

Les petits morts : des êtres dangereux

Si, malgré toutes ces précautions, le bébé meurt, ou s'il naît non viable, son sort n'est guère facile à régler. Vers quel monde le renvoyer ? Lui qui n'a pas accompli sa vie, n'a pas de nom ou est nanti d'une

---

1. A. Brouskou, « Enfants vendus, enfants promis », *L'Homme*, 1988, vol. 38, n° 105.
2. Cf. N. Belmont, « Introduction » au numéro spécial *La fabrication mythique des enfants*, *L'Homme*, 1988, vol. 38, n° 105.

identité dérisoire. Surtout, ces petits êtres inachevés, proches de la nature sauvage, sont souvent considérés comme dangereux. D'où ces funérailles hâtives, cachées, hors des lieux consacrés aux « bons morts ».

Van Gennep, dans son ouvrage *Les Rites de passage*[1], note : « Les enfants non baptisés, non dénommés ou non initiés sont destinés à une existence lamentable, sans pouvoir jamais pénétrer dans le monde des morts ni s'agréger à la société qui s'y est constituée. Ce sont les morts les plus dangereux, ils voudraient se réagréger au monde des vivants et, ne le pouvant, se conduisent à son égard comme des étrangers hostiles. »

Les Péré, population d'Afrique de l'Ouest, réduisent à leur plus simple expression les rites funéraires pour un enfant mort prématurément : une mort maléfique, disent-ils. Le petit corps n'est pas enterré au cimetière du village, mais jeté en brousse dans un marécage, afin d'être vivement « refroidi[2] ». Les Meru du Kenya transportent subrepticement en brousse le cadavre d'un enfant mort où ils l'abandonnent à la disposition des hyènes et des charognards. Ces morts précoces, prématurées, menacent l'accomplissement de la vie des vivants et mettent en péril la maturation des autres nourrissons[3].

Les Romains disaient que « l'âme d'un enfant mort en bas âge ne jouissait pas du repos, elle était malheureuse, triste. Sa fin prématurée lui laissait le regret de la vie. De là une haine jalouse contre les vivants qui, eux, en jouissaient en commun[4] ». En

---

1. A. Van Gennep, *Les Rites de passage*, Paris, Nourry, 1909.
2. C.-H. Pradelles de la Tour, « La mort dans une société africaine », *Littoral*, novembre 1996.
3. A.-M. Peatrick, « Le chant des hyènes tristes. Essai sur les rites funéraires des Meru du Kenya et des peuples apparentés », *Systèmes de pensée en Afrique noire*, 1991, n° 11.
4. E. Jobbe-Duval, *Les Morts malfaisants*. Larvae, lemures

conséquence, ces morts-là disposaient d'une puissance magique qui les rendait redoutables. Les sorciers glissaient dans leurs tombeaux des tablettes, afin qu'ils interviennent pour eux auprès des puissances infernales. En sens inverse, on guérissait les tumeurs par le frottement de la main d'un enfant mort prématurément.

Mais, qu'ils agissent en bien ou en mal, ces trop jeunes morts sont toujours redoutables. Les Grecs de l'Antiquité pensaient que les enfants mort-nés étaient exclus de l'Hadès et erraient indéfiniment dans l'univers des ombres. Cette même croyance, on la repère au Haut Moyen Âge dans nos sociétés chrétiennes. Ainsi, dans un pénitentiel il est noté que certaines femmes, pour éviter l'errance néfaste de ces âmes enfantines mortes entachées du péché originel, prennent le petit cadavre et, en lieu secret, le fixent au sol, en le transperçant d'un pal afin qu'il ne puisse revenir pour nuire aux vivants [1]. Mais, dans ces mêmes sociétés d'Europe, il y a encore peu de temps, on refusait à ces mort-nés l'enceinte consacrée du cimetière. Un coin particulier leur était réservé. Dans le village de Minot, les vieux se souviennent que les petits enfants morts sans baptême étaient ensevelis sous le parvis de l'église ; ce lieu était dénommé « le Paradis ». Pourtant, ces petits êtres n'y ont pas accès, d'où l'invention des limbes, au cours des XIIᵉ-XIIIᵉ siècles, dans lesquels séjournent les âmes des enfants morts sans baptême.

Inachevés, ensauvagés, polluants, contaminants, les nourrissons sont des êtres redoutables. On comprend, dès lors, que ces mort-nés, ces morts de

d'après le droit et les croyances populaires des romains, Paris, Sirey, 1924.

1. D. Lett, « Faire le deuil d'un enfant mort sans baptême au Moyen Âge : la naissance du limbe pour enfants aux XIIᵉ-XIIIᵉ siècles », _Devenir_, 1995, vol. 7, n° 1.

bébés tout juste nés ou ces fœtus tués avant que d'être nés, toutes les sociétés anciennes ou contemporaines, lointaines ou proches, n'aient pu les apprivoiser, laissant les parents dans la solitude de leur chagrin et la culpabilité de la dette.

Mort volée, mort cachée, impensée, innommée, elle le fut de tout temps et en tous lieux, ailleurs comme ici, jadis comme à présent. Dans toutes les cultures, la mort implique une hiérarchie classificatoire des défunts ; or, ces morts-là, prématurées, inexpliquées, sont partout rejetées, éloignées, on cherche à s'en protéger.

Si aujourd'hui nos sociétés techniciennes, médicalement avancées, ne sont pas capables de penser autrement ces morts-là et de rejoindre l'adulte aux prises avec la mort de son enfant, si celui-ci ne rencontre auprès de la communauté des hommes que silence ou dénégation, alors, certainement, le désespoir devient irrépressible et le deuil impossible à accomplir. Quand le groupe social s'avère inhabile ou impuissant à intégrer ces morts, que, souvent, il a lui-même suscités, à la communauté des autres morts, il ne saurait se recréer régulièrement lui-même.

Pour ces morts juste nés ou non nés, pour ces morts-là, la page est blanche.

Françoise ZONABEND

QUAND LA MORT EST SANS DISCOURS

> « Le refoulement de la mort invisible, la souffrance qui ne peut s'extérioriser ni dans l'attitude ni dans la parole, donnent lieu à des comportements apparemment aberrants parce qu'ils obéissent non plus à des symboles sociaux mais à une symbolique individuelle, et comme tels sont illisibles sans clé. »
>
> Colette PÉTONNET [1].

À réfléchir aux attitudes contemporaines face aux décès périnatals, on est frappé par le silence et le déni qui entourent les grossesses interrompues tardivement, les gestations inaccomplies jusqu'à leur terme, les enfants mort-nés. Si les morts subites du nourrisson sont maintenant mieux connues du corps social, « médiatisées » au sens où des relais s'installent pour émettre une parole d'information et de solidarité sur ce malheur, les morts plus précoces ne bénéficient pas encore d'une telle parole publique.

---

1. C. Pétonnet, *On est tous dans le brouillard*, Paris, Galilée, 1979, p. 70.

Cette absence d'actes et de mots est accentuée par le fait que ces décès ont presque toujours lieu à l'hôpital. Dans cet espace destiné d'abord au soin, les moments d'expression individuelle ou collective du chagrin et du recueillement près du corps, sous la forme d'une veillée funèbre par exemple, déjà trop rarement possibles pour des morts plus âgés, sont rendus encore plus difficiles dans les cas d'interruption médicale de grossesse, de décès de prématurés ou de morts à la naissance. Exigeant le silence et la retenue, un service hospitalier n'est pas un lieu où le déversement de la douleur serait permis, où l'émotion partagée serait vécue et libérée en commun, où le déroulement des rites pourrait « rythmer » le chagrin.

Mais le silence social n'est pas le seul fait de nos institutions modernes, il accompagne souvent, comme nous le verrons, dans d'autres cultures, les funérailles de ces petits morts. Considérées comme autant de désordres sociaux, de mauvaises morts, de disparitions trop précoces, ces décès, sur lesquels nous savons peu de choses parce qu'ils ont peu souvent retenu l'attention des chercheurs [1], engendrent généralement frayeurs vives et rituels furtifs.

Nous devons nous garder de considérer, en effet, avec trop d'optimisme ces morts géographiquement ou historiquement lointaines comme bien acceptées parce que accompagnées d'élaborations symboliques. Le dispositif rituel, quand il existe, est en général plus discret que pour les autres morts. L'ethnographie des pratiques funéraires en Afrique rapporte une grande variété des conduites de deuil. Ainsi, dans le groupe

---

1. Nous avons pu constater que l'histoire et l'anthropologie, qui ont produit tant d'études sur la mort, se sont en fait peu intéressées aux différentes réponses sociales provoquées par la disparition du fœtus ou du nourrisson. Nous savons néanmoins, grâce à de rares mais précieux travaux, que ces réponses sociales sont d'une grande variété.

ethnique et socioculturel des Akan de Côte-d'Ivoire, « le travail de deuil de la multipare est facilité par le rituel du fêa. Les trois premiers enfants morts de la même mère ne sont pas pleurés, pas même par les parents. Ils n'ont aucune sépulture, pas de funérailles et pas d'offrandes mortuaires. Le moment venu, après la toilette mortuaire, les spécialistes en thanatologie couvrent entièrement le corps de petites touffes de coton, en prenant soin d'éviter la couleur rouge. Ensuite, l'enfant est enterré secrètement et à la hâte. À la mort du fêa, la famille proche vit un véritable moment de panique, mais ne doit pas pleurer, ni manifester des attitudes de tristesse, sous peine d'être frappée de malheur. Le fêa est une négation ritualisée de la mort qui est en rapport avec le chiffre trois reconnu pour ses valeurs symboliques et magico-religieuses. Au-delà de cette disposition, le groupe familial exhorte le couple à faire d'autres enfants le plus rapidement possible [1] ».

On notera néanmoins que le traitement rituel n'est pas inexistant et que le cadavre fait l'objet d'une préparation avant d'être enseveli.

Les approches historique et anthropologique permettent aussi de rappeler que les nourrissons connaissent ou connaissaient une imprécision de leur statut d'humain tant qu'ils n'étaient pas baptisés ou intégrés par un ensemble d'actes rituels à un cosmos, un territoire, une lignée. La naissance sociale, comme nous l'appelons, modifiant alors, si elle a pu avoir lieu, le sens attribué au décès et le destin des morts dans l'au-delà. Ainsi les Venda d'Afrique du Sud pleurent-ils très peu le décès de leur « bébé-eau », nourrisson sans dents « dont la mort est insignifiante puisqu'il

---

1. Kouakou Kouassi, « Mères endeuillées », in *Guérir*, revue *Champ psychosomatique*, 1995, n° 2/3, p. 79.

n'avait point encore sa place dans le monde socialisé, et restait sans nom [1] ».

Errer sans nom

> « Il est là-bas un lieu qu'attristent non point les tourments, mais les seules ténèbres, où les plaintes ne sont que des soupirs et non pas des cris de douleur. C'est là que j'habite avec les enfants innocents, mordus des dents de la mort avant d'avoir été lavés de la souillure humaine. »
>
> DANTE [2].

Le discours, la nomination identifient, amarrent le sujet, fixent le destin. Dans nos sociétés, ces enfants disparus avant l'heure se voyaient rarement attribuer un prénom socialement reconnu, par le biais de l'état civil, par exemple. Cet anonymat pose question quant à la non-reconnaissance par la collectivité de l'individualisation des fœtus et des mort-nés. Nommer celui qui n'a pas vécu dans le monde des vivants a-t-il un sens ? Comment peut-on singulariser dans le souvenir cet enfant mort souvent trop tôt pour avoir pu porter, autrement que dans le désir de ses parents, son prénom et son nom ?

L'ancrage identitaire incertain de ces morts fait écho à une autre incertitude, celle d'une position floue dans la géographie de l'au-delà. Ce flottement spatial renvoie aux mondes des esprits, aux limbes, au motif de l'errance et au vol des anges. Fixer le cadavre, fixer l'âme, fixer l'identité sont trois exigences qui requiè-

---

1. L.-V. Thomas, « Ritualité du chagrin et du deuil en Afrique noire », *in* T. Nathan (dir.), *Rituels de deuil, travail de deuil*, Grenoble, La Pensée sauvage, coll. « Bibliothèque d'ethnopsychiatrie », 1995, p. 25.
2. Dante, *La Divine Comédie*, *Le Purgatoire*, chant VII, trad. fr. Paris, Gallimard, « La Pléiade », 5e éd. 1983.

rent des actes symboliques que nous retrouvons déclinés par toutes les cultures. Ce statut particulier qu'est celui des êtres suspendus dans l'entre-deux, en « désirance » comme l'écrit Dante, est un élément récurrent de l'imaginaire social quant à ces morts singulières. Ne pas succomber de sa « belle mort », troubler et interrompre le cours linéaire du destin, c'est rejoindre les morts indignes et proscrits que de nombreuses sociétés rejettent en les privant de sépulture ou « en ne leur accordant que des funérailles simplifiées, clandestines, parfois infamantes [...] les reléguant, pour le moins, dans les parties réservées du cimetière [1] ».

Nous savons que les défunts d'exception que sont les accidentés, les êtres perdus en montagne ou en mer, et tous ceux qui ont péri avant l'heure, exigent de leur société une manipulation particulière, et sollicitent une émotion et une inquiétude profondes. Nos morts immatures trouvent leur place parmi ces morts difficiles. « Condamnées à errer jusqu'à ce que leur corps ait reçu une sépulture, immobilisées dans un état intermédiaire entre vie et mort, les victimes d'accident ne peuvent, tout comme les âmes damnées éternellement vouées à la chute, progresser dans l'au-delà [2]. » De même, les bébés morts, depuis des temps très anciens, connaissaient-ils d'inquiétantes déambulations. « Cette croyance [au retour des enfants morts prématurément qui reviennent sous la forme d'esprits] a ses racines dans l'Antiquité puisque les Grecs pensaient que les individus morts accidentellement ou les enfants mort-nés, étaient exclus de l'Hadès et erraient indéfiniment [3]. »

---

1. L.-V. Thomas, *Rites de mort. Pour la paix des vivants*, Paris, Fayard, 1985, p. 173.
2. C. Amiel, « À corps perdu », in *La Mort difficile, Hésiode, Cahiers d'ethnologie méditerranéenne*, 1994, n° 2, p. 42.
3. D. Lett, « Deuil d'un enfant mort sans baptême au Moyen

Didier Lett a bien montré comme la naissance des limbes aux XIIe-XIIIe siècles « traduit un profond changement de perception de l'enfance et une volonté parentale de se libérer des souffrances de la pensée d'un nouveau-né éternellement torturé par les peines infernales [1] ». Mais l'enfant mort sans baptême, s'il n'a vraiment jamais conquis le Ciel, n'a fait qu'échapper très lentement à l'Enfer, pour séjourner donc dans cet espace transitoire des limbes que Dante décrivait comme un lieu particulier et paradoxal. Site de lumière et de fraîcheur au sein de l'Enfer, les limbes n'appartiennent pourtant à aucun des trois royaumes. Les habitants des limbes ne subissent aucun supplice, ils sont privés de la vue de Dieu et de la gloire du paradis : « Notre seule peine est de vivre dans le désir, sans espérance [2]. »

En culture chrétienne, selon que le nourrisson a eu ou non accès aux sacrements du baptême, le traitement rituel et le destin *post mortem* diffèrent. Ainsi, « un enfant mort sans baptême ne peut être enterré en espace consacré, c'est-à-dire dans le cimetière du village. Il n'appartient pas à la communauté chrétienne. L'absence de sépulture est la marque sociale de son impossible salut [3] ». Indéniablement donc,

---

Âge : la naissance des limbes pour enfants aux XIIe-XIIIe siècles », *Devenir*, n° spécial *Mort-naissance*, 1995, vol. 7, n° 1, p. 106.

1. *Ibid.*, p. 109.

2. Dante, *La Divine Comédie, L'Enfer*, chant IV, éd. citée. Nous remercions Brigitte Poitrenaud d'être allée, pour nous, à la recherche des limbes dans l'œuvre de Dante. Celui-ci emprunte les limbes à la théologie catholique, mais ne reprend pas la distinction faite par saint Thomas entre les limbes des enfants morts sans baptême *(limbus puerorum)* et le Limbe où les âmes des pères *(limbus patrum)* sont demeurées jusqu'à la descente du Christ. Il les situe dans un même lieu : « un château éclairé, entouré de sept murailles et d'une rivière ». C'est Virgile, l'illustre guide de Dante aux Enfers et au Purgatoire, qui parle et évoque le statut et la peine de ceux qui peuplent les limbes.

3. D. Lett, art. cité, p. 106.

pour les historiens médiévistes, la naissance des limbes pour enfants, l'apparition des cimetières réservés spécialement aux bébés et le développement des « sanctuaires à répit », où il s'agissait de faire renaître l'enfant pour lui permettre de mieux mourir [1], sont à mettre en corrélation et procèdent de ce que Didier Lett nomme l'essor d'une « mentalité de parent » et le refus de la damnation éternelle pour l'enfant.

L'ordre social est affecté par cette « mauvaise » mort, comme l'ordre familial. Là où le lien de parenté est rompu avant même d'avoir pu exister, le désir de parentalité est lui-même errant. Il faut, grâce aux possibilités symboliques de deuil offertes par le groupe social, que le vide du disparu cède la place au manque du sujet mort pour que s'atténuent les tourments. Faire des morts des « proches de loin [2] », c'est le propre d'une recherche de la bonne distance dont la durée ne saurait être écourtée et qu'une prochaine grossesse ne saurait remplacer.

Le long dialogue des vivants et des morts

La mort est ici le premier et le dernier des passages. Aucune culture n'a perçu cet événement comme la fin de l'existence humaine. Elle est plutôt comme un voyage dont les étapes, bousculées dans les cas de morts très précoces, auraient dû être respectées pour ne pas se solder par cette errance dont nous avons vu

---

1. Cf. J. Gélis, *L'Arbre et le Fruit. La naissance dans l'Occident moderne, XVIe-XIXe siècles*, Paris, Fayard, 1984. Cf. « Les miracles des enfants mort-nés », *Les chemins de la connaissance*, France-Culture, 19 janvier 1996.
2. F. Zonabend, « Les morts et les vivants. Le cimetière de Minot », in *Une campagne voisine*, ouv. coll., Paris, Maison des sciences de l'homme, 1990, p. 428.

combien elle est néfaste aux morts immatures comme aux survivants. Ce voyage se présente souvent comme un long dialogue qui s'instaure entre le monde des vivants et celui des morts. Dialogue qui endosse diverses fonctions. Il est le moyen par lequel le trépassé désigne les responsables de sa mort et rassure les vivants. L'esprit du défunt interpelle souvent les siens depuis la brousse ou le paradis. Il intercède pour ceux qui restent et qui souffrent, il travaille, depuis l'au-delà, à la reliance des humains égarés dans le désespoir. Ainsi, dans *Les Frères Karamazov*, Dostoïevski fait-il se rencontrer une mère inconsolable et un *starets*. La femme expose son chagrin :

> « Nous en avons eu quatre [des enfants], mais les enfants ne restent pas chez nous, bien-aimé, ils ne restent pas. J'ai enterré les trois premiers, je n'avais pas tant de chagrin ; mais ce dernier, je ne puis l'oublier. C'est comme s'il était là devant moi, il ne s'en va pas. J'en ai l'âme desséchée. Je regarde son linge, sa petite chemise, ses bottines, et je sanglote. J'étale tout ce qui est resté après lui, chaque chose, je regarde et je pleure [1]. »

Elle indique un peu plus loin qu'elle a quitté le domicile conjugal et que son mari s'est mis à boire. Le *starets* la réconforte ainsi :

> « Ne te console pas, il ne faut pas te consoler, pleure, mais chaque fois que tu pleures, rappelle-toi que ton fils est un des anges de Dieu, que, de là-haut, il te regarde et te voit, qu'il se réjouit de tes larmes et les montre au Seigneur ; longtemps encore tes pleurs maternels couleront, mais enfin ils deviendront une joie paisible, tes larmes amères seront des larmes

---

1. Nous remercions Marie-France Morel de nous avoir indiqué ce très beau passage.

d'attendrissement et de purification, laquelle sauve du péché. [...] De là-haut ton fils voit que tu as abandonné son père et pleure sur vous. Pourquoi troubler sa béatitude ? Il vit, car l'âme vit éternellement, il n'est pas dans la maison, mais il se trouve tout près de vous, invisible. Comment viendra-t-il, si tu dis que tu détestes ta demeure ? Vers qui viendra-t-il, s'il ne vous trouve pas ensemble, le père et la mère [...] Retourne vers ton mari, mère, et dès aujourd'hui [1]. »

Comment ne pas penser, en lisant Dostoïevski, aux effets dévastateurs des pertes périnatales sur les mères et les couples que plusieurs praticiens nous rapportent aujourd'hui [2] ?

Face à l'action dissolvante de la mort qui est toujours rupture, dispersion, séparation, la révolte prédomine. Le déroulement des rites, les élaborations symboliques qui s'incarnent, comme ici, dans une configuration religieuse rendent possible une coexistence apaisée de l'humanité et de l'au-delà.

Quand les morts apparaissent à la famille défunte, ils ne sont pas toujours de bons intercesseurs. La crainte que le défunt ne revienne tourmenter les vivants s'applique à tous les décès mais plus encore, sans doute, à ces âmes d'enfants errants. L'Occident européen a produit d'innombrables légendes autour des feux follets, qui représentaient traditionnellement les âmes des enfants morts sans être baptisés. Même croyance en Angleterre, rapportée par Henri Rey-

---

1. F. Dostoïevski, *Les Frères Karamazov*, Le Livre de poche, t. 1, 1994, p. 61-64.
2. Cf. « Les pertes périnatales, la famille, les soignants et la société », *Devenir*, n° spécial *Mort-naissance*, 1995, vol. 7, n° 1, p. 31-60. Pierre Rousseau y mentionne les résultats d'une enquête nord-américaine indiquant l'existence de conflits conjugaux chez trente-trois pour cent de femmes ayant perdu un enfant à la naissance.

Flaud [1], où, les nuits terribles, on entendait, près de Dartmoor, passer la meute des « chiens silencieux » *(whisht hounds)*, conduits par un démon du nom de Master. Ces chiens étaient, disait-on, à la poursuite des enfants décédés et non baptisés. Dans d'autres provinces, les paysans croyaient que les chiens étaient eux-mêmes les fantômes de ces bébés morts privés de ce rituel essentiel au repos de l'âme qu'est le baptême.

Dans d'autres régions du monde, ceux qui sont privés de funérailles deviennent des mânes errants, des fantômes inconsolables, des morts obsédants ou des vampires.

Chez nous, dans notre espace mental contemporain, cette explication n'est plus recevable mais alors...

Qui parle aujourd'hui de la mort aux enfants ?

L'Institut de l'enfance et de la famille posait cette intéressante question en 1995, dans un document de travail intitulé *Mort et familles*. Le discours sur la mort n'est pas aujourd'hui une priorité pour les institutions éducatives que sont la famille et l'école. Nous savons le poids de ce silence, plus lourd encore dans le déni des morts périnatales. Il n'en est pas ainsi partout.

Les mères endeuillées africaines, qui connaissent tout un déploiement de gestes protecteurs et subissent de nombreux rites coercitifs à l'encontre de ces décès toujours porteurs de déception, sont au centre de complaintes et de contes innombrables qui rappellent à la fois la fréquence de ce malheur et sa visibilité sociale. Ainsi un conte tel que celui de la *Femme-sorcière* est raconté par une mère malienne à ses sept enfants qui vivent actuellement avec elle à Paris :

_____

1. H. Rey-Flaud, *Le Charivari. Les rituels fondamentaux de la sexualité*, Paris, Payot, 1985, p. 177-179.

« Il était une fois une femme qui perdait tous ses enfants à leur naissance. Après une maternité encore ratée, elle jura de ne plus faire d'enfant. Mais les bons esprits l'encouragèrent pour une dernière grossesse en lui promettant que, cette fois, l'enfant vivrait si, chaque nuit, jusqu'à ce qu'il fasse ses premiers pas, elle le portait dans un endroit isolé pour lui chanter une chanson. Mais... personne d'autre ne devait l'entendre, sinon le bébé mourrait !

La femme reprit courage et, de nouveau, elle attendit un enfant. Un petit garçon vint au monde. Elle fit comme les bons esprits lui avaient ordonné : chaque soir, elle se rendait avec son bébé dans une grotte isolée pour lui fredonner cette comptine : " Vis, mon garçon ; vis, mon Espoir ! Pour que tu puisses grandir un jour ! " Et, toutes les nuits, la mère faisait ainsi.

Un soir, un enfant qui passait par là entendit la voix et s'approcha de la caverne. La mère, surprise, le vit et gronda :

– Tu m'as entendu chanter ?

– Oui, répondit l'enfant.

– Cette chanson que tu viens d'écouter, ne la chante jamais tout haut ! Sinon pour une seule de ces paroles, mon bébé mourra ! Je t'en prie !

– Ne vous inquiétez pas, je ne répéterai pas votre chant !

Pour se rassurer, la femme-sorcière ajouta :

– D'ailleurs, si tu chantes ce chant, et qu'il arrive malheur à mon bébé, tu ne vivras plus, toi non plus !

L'enfant apeuré s'éloigna en vitesse. Plusieurs fois, il repassa devant la grotte après avoir joué avec ses copains.

Un jour, au milieu de ses jeux, l'enfant se laissa aller à murmurer la chanson interdite. Son ami questionna :

– Que chantes-tu là ?

– Ce n'est rien ! C'est un secret ! rétorqua l'enfant,

oublieux de sa promesse à la femme-sorcière. Ses copains le taquinèrent, puis, se jetant sur lui, ils l'obligèrent à révéler son secret : le malheureux chanta les paroles défendues...

La nuit même, le bébé eut une forte fièvre. La femme-sorcière dit : " Le garçon m'a trahie ! Il a sûrement chanté ! Je vais perdre mon bébé comme j'ai perdu tous les autres ! " Le lendemain, le bébé mourut. La nuit suivante, la femme-sorcière se posta sur le sentier, près de la grotte, pour surprendre l'enfant maudit. Mais, ni cette nuit-là ni les suivantes, le jeune garçon n'emprunta ce chemin car il se doutait bien que la sorcière le tuerait si elle l'attrapait !

Un jour cependant, l'enfant oublia sa prudence et repassa près de la caverne. La femme-sorcière qui faisait le guet le surprit et lui cria :

– Tu te montres enfin ! Je t'avais prévenu de ne pas répéter ma chanson ! Tu l'as fait ! Mon bébé est mort... Tu mourras aussi !

Elle se saisit du garçon paralysé de peur et l'étrangla. Mais la douleur d'avoir perdu son bébé et la colère de savoir que c'était à cause de la maladresse d'un enfant lui brûlèrent le cœur. La femme-sorcière mourut aussi peu après [1]. »

Femme coupable de ne pouvoir procréer, cette mère l'est aussi pour n'avoir pas su garder la formule secrète de la vie. Le récit de son tragique destin est ainsi simplement exposé devant plusieurs générations d'enfants informés du lien qui rapproche la mort et la naissance. Ce conte indique bien que la vie sociale est perçue comme une création continue et que vivre, c'est être créateur. Tout vivant doit coopérer à cette vie. La stérilité comme la répétition des fausses

---

1. P. Soumaré, *Contes du Mali. La femme-sorcière et autre conte trilingue*, Paris, L'Harmattan, coll. « La Légende des Mondes », 1996.

couches ou des décès est un malheur immense. On ne conçoit pas qu'un être se dérobe à la procréation. Échouer c'est être condamné à une mort sociale qui se double ici d'une disparition physique.

Le désir d'enfant et la nécessité de prouver ses potentialités génitrices sont là clairement exprimés comme obligation sociale et exigence individuelle. Les rites et les coutumes attestent quotidiennement de la participation du groupe à la fécondité de la femme africaine, comme ils attestent aussi d'une prise en charge collective de l'explication des décès, laquelle peut avoir, d'ailleurs, des conséquences tragiques pour les parents endeuillés.

Léocadie Ekoué, en enquêtant auprès de femmes du Tringa, au Mali, a perçu le désarroi des mères touchées par la répétition des morts *in utero*. Ce malheur conduit les femmes et leur famille à « courir d'un thérapeute à l'autre, qu'il soit médecin, infirmier, guérisseur ou marabout [1] ».

Dans ces sociétés où le collectif est tout, la mort répétée des enfants ne perturbe pas seulement la vie familiale mais remet en cause l'ordre du cosmos tout entier. Au travers du traitement symbolique de la mort, la pensée « primitive » démontre qu'elle ne présente pas de défaut général de rationalité, de faiblesse ou de confusion du sens auxquels s'opposerait la logique efficace du signe occidental. L'anthropologie a mis en évidence la cohérence interne des représentations et le caractère ordonné du savoir constitué sous la forme de systèmes qui sont au fondement de la vie sociale. Non seulement les sociétés traditionnelles africaines déploient un ensemble de rituels spécifiques

---

1. Sur les difficultés de maternité chez les femmes dans le Tringa (Mali), cf. « Le cas de la mort *in utero* », *Devenir*, n° cité, p. 83-100.

qui aident la multipare au travail de deuil, mais elles refusent de se soumettre, de s'incliner devant la mort. Nos sociétés occidentales n'ont pas été les seules à engager ce combat contre la mort périnatale. Tout un ensemble de pratiques thérapeutiques et conjuratoires ont été largement décrites dans la littérature et le cinéma ethnographiques, pour attester de l'efficacité symbolique des rites destinés à déloger du corps d'une femme enceinte l'esprit néfaste qui pourrait nuire au bon déroulement de la grossesse et de la naissance. Nous en donnerons un exemple avec le rite *kañaalen* qui est au fondement de la vie sociale des femmes joola. Il est pratiqué dans toutes les circonstances qui menacent la procréation ou plus précisément le maintien d'une descendance : décès d'enfants en bas âge, avortements répétés, stérilité. C'est une véritable conduite collective de prévention du malheur individuel. La durée rituelle est de trois à cinq ans au cours desquels la femme est exilée dans un village d'adoption, son identité travestie, sa personne ridiculisée, injuriée [1]. Les insultes rituelles sont aussi destinées aux enfants : « La perte répétée d'enfants en bas âge ou en cours de gestation donne lieu, dans de nombreuses sociétés africaines, à l'attribution de prénoms conjuratoires, destinés à protéger l'enfant né après le décès de plusieurs de ses frères ou sœurs aînés [2]. »

Ainsi la tentative de conjurer la mortalité infantile engendre tout un ensemble de procédés par lesquels les ascendants feignent de se désintéresser de leurs nouveau-nés et des mères qui les portent.

---

1. Cf. D. Fassin, « Rituels villageois, rituels urbains. La reproduction sociale chez les femmes joola du Sénégal », *L'Homme*, oct.-déc. 1987, n° 104, XXVII (4), p. 54-75.
2. Cf. O. Journet, « Un rituel de la préservation de la descendance », in *Grossesse et petite enfance en Afrique noire et à Madagascar*, Paris, L'Harmattan, 1991, p. 20.

Par ces situations de nominations injurieuses très fréquentes, s'exprime le désir du groupe de maltraiter symboliquement l'enfant pour l'amener à renoncer à sa propre mort. La déconsidération que subissent les mères a pour but de déplacer la focalisation des esprits mauvais, d'attirer ailleurs leur convoitise, loin des fœtus si désirés.

Avec la perte de la croyance en la survie, et la réification d'un appareil symbolique qui s'était montré efficace à atténuer le chagrin, le corps social moderne occulte la mort et ne sait plus adopter de conduites de deuil, sans pour autant pouvoir évacuer l'immense sentiment de culpabilité des parents trop souvent laissés seuls. Il nous semble que les sociétés traditionnelles, malgré l'indéniable violence de leurs représentations, partageaient, par les discours explicatifs qu'elles produisaient, le poids des responsabilités, tout en luttant vigoureusement pour protéger les vivants du dangereux retour des morts.

Les esprits vengeurs d'autrefois ont cédé la place aux névroses et aux dépressions de notre époque scientifique et hautement technicisée. Le harcèlement des vivants par les morts se déploie dorénavant dans le registre du psychiatrique.

Nous aurons compris combien ces décès requièrent des pratiques de deuil ritualisées pour les petits morts eux-mêmes comme pour les endeuillés. La lutte que mènent les sociétés contemporaines contre les morts périnatales ne doit pas nous faire oublier la valeur précieuse des rites qui rendent le deuil public et reconnu. Paroles de réconfort, condoléances, mains serrées sont si nécessaires. Comment les hommes en sont-ils venus à se priver de cet indispensable soutien ?

Catherine LE GRAND-SÉBILLE

DÉCÈS PÉRINATAL : RÔLE DU PÉDIATRE DANS L'ACCOMPAGNEMENT DES PARENTS

L'accompagnement des parents lors d'un décès périnatal concerne l'ensemble des soignants de la maternité. Au sein de cette équipe, le pédiatre a sa place et, même s'il n'est généralement pas l'interlocuteur privilégié, il peut apporter une contribution spécifique.

Directement impliqué dans les décès postnatals, il se sent aussi aujourd'hui concerné par les décès anténatals : son intégration croissante aux équipes obstétricales l'a conduit à étendre son intérêt au fœtus, enfant « à naître » vivant ou non, et désormais « patient ». Il participe de plus en plus aux discussions anténatales, à la prise en charge des pathologies fœtales, et par conséquent aux décisions éventuelles d'interruption « médicale » de grossesse (IMG) dont il partage de ce fait la responsabilité.

La spécificité du pédiatre

Quelles que soient les circonstances du décès, spontané ou par décision médicale, le pédiatre peut intervenir, en complément des intervenants habituels, en mettant à la disposition des parents, comme de l'équipe médicale, non seulement ses connaissances techniques mais aussi une expérience humaine et une sensibilité professionnelle spécifiques.

Sur le plan technique, il a bien sûr la connaissance des pathologies, des thérapeutiques et des pronostics. Mais surtout, outre les notions théoriques, il en a souvent l'expérience vécue, dont il peut témoigner auprès des parents de façon plus réaliste, en termes de souffrance éventuelle, de qualité de vie pour l'enfant et de retentissement pour sa famille. Grâce à cette compétence, reconnue par les parents, l'information apportée par le pédiatre valide celles déjà données par les autres membres de l'équipe.

En cas d'interruption médicale de grossesse, sa participation connue aux discussions anténatales, le partage affirmé par lui de la responsabilité des décisions constituent pour les parents une sorte de caution et les rassurent souvent sur le bien-fondé des choix qui leur sont proposés.

Après un décès spontané, le rôle du pédiatre est sans doute limité en cas de cause obstétricale ; au contraire, il est important dans la transmission et l'explication aux parents d'une anomalie fœtale malformative ou acquise retrouvée par l'examen clinique et fœtopathologique.

Ultérieurement, il est souvent le mieux placé pour formuler un bilan définitif et déboucher sur les informations concernant les enfants à venir, préciser les risques éventuels, les possibilités de prévention ou de dépistage précoce lors des grossesses ultérieures.

Sur le plan psychologique, le pédiatre représente l'enfant, pour l'équipe médicale comme aux yeux des parents. Il s'exprime réellement au nom de l'enfant qu'il dissocie plus clairement de ses parents et de leur désir.

Grâce à ses choix professionnels, il l'accepte

plus volontiers malade, malformé, décédé ou « condamné », et peut donc plus facilement en parler à ses parents. Il l'investit non comme un « fœtus », mot d'ailleurs rarement employé par les pédiatres, mais comme un enfant à naître, un « bébé » dans sa globalité et non un organe malformé, qui a un sexe, parfois déjà un prénom, en un mot comme une personne. Ainsi il restaure de lui une image acceptable, à l'opposé du fantasme de monstruosité qu'ont souvent les parents. Il lui rend une existence, une réalité nécessaires au travail de deuil et lui restitue une véritable humanité.

Du fait de son expérience, il va aussi évoquer la fratrie, la nécessité et la difficulté d'informer les frères et sœurs, d'affronter leurs réactions et leurs questions, et se trouve parfois en position d'intervenir auprès d'eux sur la demande des parents. Enfin, il représente aux yeux des parents, les enfants à venir potentiels et à ce titre il est porteur d'espoir.

Sur le plan éthique, il est perçu par les parents, comme par l'équipe médicale d'ailleurs, comme le défenseur de l'enfant. Au point qu'il doit parfois, devant les uns et les autres, réaffirmer son souci constant de la qualité de la vie ultérieure des patients qui lui sont confiés.

S'exprimant clairement comme soucieux en priorité des intérêts de l'enfant, sans négliger pour autant l'ensemble de la famille, il représente la caution des décisions de mort qui peuvent être prises et dont les parents se sentent toujours responsables, voire coupables, quel que soit le souci des médecins de les soulager.

Habitué à la pathologie sur laquelle il a le pouvoir même limité d'agir, contraint d'accepter la souffrance et la mort, il ressent peut-être moins un sentiment d'échec, voire de culpabilité, ce qui lui permet de garder une certaine objectivité devant la détresse des parents.

En cas de cause, voire d'erreur, obstétricale, il ne se sent pas directement impliqué, ce qui lui permet d'aborder les parents avec plus de sérénité, et d'éviter cette « conspiration du silence » dont certains se plaignent parfois. Il se doit cependant de rester alors strictement à sa place, en se référant uniquement à l'enfant et en se gardant bien sûr de toute interprétation ou critique, ce qui n'est pas toujours facile face à l'interrogation voire à l'agressivité des parents.

En pratique

La prise en charge des parents se divise schématiquement en trois étapes : *anténatale*, *néonatale* et *postnatale*.

Avant la naissance, le décès peut survenir spontanément, parfois totalement inattendu, découvert souvent brutalement : dans ces circonstances dramatiques, l'intervention du pédiatre ne paraît pas indispensable ni même souhaitable.

Ce n'est pas le cas des décisions d'interruption médicale de grossesse qui, au contraire, nécessitent du temps. En présence d'une pathologie fœtale grave et incurable, malformative ou acquise, la décision d'interruption médicale de grossesse est prise, selon la loi, par les parents après une information « éclairée » et sur accord des experts. Les parents vont se déterminer après plusieurs entretiens avec l'échographiste, l'obstétricien, le spécialiste éventuel et le pédiatre. Cette succession d'entretiens a pour but de leur assurer une meilleure compréhension de la situation et d'éviter toute décision précipitée en leur permettant de prendre le temps et le recul nécessaires aussi à l'initiation du travail de deuil.

Au même titre qu'il participe aux discussions médicales, le pédiatre apporte aux parents le témoignage de son expérience, souvent vécue, de la pathologie et de son pronostic et contribue ainsi à l'évaluation la plus objective possible de la gravité et des conséquences pour l'enfant et sa famille.

Il peut les aider à se préparer à accueillir cet enfant décédé, mais surtout parfois « différent », malformé, souvent ressenti comme monstrueux, et à élaborer le travail de deuil, en lui donnant une réalité et une reconnaissance de véritable personne humaine. Si l'enfant est morphologiquement normal, il importe d'en prévenir les parents afin d'éviter que cette normalité apparente ne soulève des doutes sur le bien-fondé de la décision. Si au contraire son aspect risque de les impressionner, bien qu'ils imaginent généralement pire que la réalité, une description préalable permet de minimiser le choc et de rappeler que, sous ces apparences, se cache malgré tout un enfant.

Le pédiatre évoque aussi, en accord avec les autres soignants, les modalités d'accueil de cet enfant : la possibilité de le voir, de le toucher, de le faire habiller, de le photographier et, dans les limites de la loi, de le déclarer, de le prénommer, d'organiser des obsèques. Il est souvent le mieux placé pour aborder la nécessité de l'autopsie, vécue douloureusement mais indispensable.

La période néonatale est la plus aiguë et la plus douloureuse ; les parents sont peu accessibles aux informations et dans l'incapacité de prendre les décisions nécessaires, ce qui justifie de les avoir envisagées avec eux avant la naissance.

Il est plus facile au pédiatre d'aborder ces problèmes à ce moment s'il a déjà rencontré les parents antérieurement : il peut alors contribuer à les aider à poursuivre l'investissement de leur bébé, indispensable au travail de deuil.

En cas de mort *in utero* spontanée et totalement imprévue, son intervention est plus difficile et se justifie surtout lorsqu'une malformation expliquant le décès est découverte.

Dans tous les cas, parler de l'enfant, surtout si on l'a vu, de son aspect global et pas seulement de son anomalie, lui donne une réalité, même si cette démarche est souvent ressentie très douloureusement par les parents qui préféreraient « ne plus y penser », au même titre qu'ils parlent de « ne pas s'attacher » à un nouveau-né gravement menacé.

À *distance*, une ou plusieurs consultations dans un délai habituel de deux à six mois sont indispensables : elles permettent de clore l'histoire médicale et constituent de ce fait une étape importante du deuil.

Les parents apprécient généralement un entretien avec le pédiatre, complémentaire de celui avec l'obstétricien. Il est l'occasion d'apporter de façon définitive toutes les explications sur la pathologie, le risque ou non de récurrence et d'ouvrir ainsi la discussion sur l'avenir.

Il permet de les déculpabiliser en insistant sur les causes du décès lorsqu'elles sont connues et, dans tous les cas, sur l'absence de faute commise par la mère, qui se pose toujours la question, même si elle n'ose pas en parler. En cas d'interruption médicale de grossesse, l'entretien est le moment de justifier définitivement la décision, prise dans « l'intérêt de l'enfant autant que de sa famille », et permet de répéter le partage des responsabilités par l'ensemble de l'équipe médicale, notamment par les pédiatres.

Au cours de cet entretien est souvent évoqué à nouveau l'enfant, défini par son prénom, son sexe, ses caractéristiques propres, et rappelée l'existence d'une photographie disponible. Les parents parlent de ce qu'ils ont vécu et ressenti à la maternité et lors du retour à la maison, des réactions de la fratrie, du comportement de la famille, même si cette évocation ravive transitoirement leur souffrance. Ils font parfois part de regrets voire de reproches dont l'expression les soulage.

À distance de la période aiguë, ils sont plus sereins et donc plus réceptifs. C'est le bon moment pour les orienter vers d'autres intervenants : le généticien pour une enquête familiale et un conseil génétique éventuels, le psychologue en cas de difficulté particulière perçue chez l'un d'entre eux ou dans la fratrie. Cette proposition d'une aide psychologique est souvent faite d'emblée en Maternité : son caractère systématique pourrait être discuté et ne saurait en tout cas dispenser l'ensemble des soignants de leur rôle d'accompagnement. Elle est d'ailleurs parfois initialement refusée lorsqu'elle est formulée trop tôt.

En conclusion, lors d'un décès périnatal se tisse autour des parents un *réseau* d'intervenants dont le pédiatre constitue une des mailles. Très schématiquement, on pourrait dire, sans oublier le rôle essentiel de tous les soignants de la maternité, qu'au sein de l'équipe médicale :

– l'obstétricien, interlocuteur privilégié au cours de la grossesse et de l'accouchement, actuel et à venir, est avant tout à l'écoute de la *femme*, qui est son véritable patient, et du *couple* ;

– le spécialiste est surtout concerné par la *pathologie*, par l'organe atteint ;

– le généticien envisage l'histoire et l'avenir de la *famille* ;

– le psychologue s'adresse aux *personnes* et se situe dans un registre non médical ;

– le pédiatre, enfin, qui partage souvent les moments douloureux entourant la naissance, est un interlocuteur médical au sens complet du terme : technique, psychologique et humain. Il représente l'*enfant* et est à l'écoute de la *mère*, du *père*, et même parfois des frères et sœurs.

Ces positions sont évidemment complémentaires mais non restrictives. Il est cependant souhaitable que chacun se limite au cadre de ses compétences, au sein d'une prise en charge qui ne peut être que multidisciplinaire. Les parents apprécient souvent ces entretiens avec plusieurs intervenants qui témoignent chacun d'une expérience et d'une sensibilité propres : auprès de chaque interlocuteur, ils trouvent une écoute différente et n'expriment d'ailleurs généralement pas les mêmes préoccupations ni les mêmes sentiments.

Michèle VIAL-COURMONT

LA SAGE-FEMME FACE À
UNE MORT *IN UTERO*

Lorsque, au cours d'une conversation, je suis amenée à citer mon métier, très souvent j'entends : « Sage-femme, quel beau métier ! Être en contact direct ainsi avec la vie, ce doit être passionnant ! La Maternité est un lieu de bonheur et de joie... »

Autant les deux premières affirmations ont mon agrément, autant je suis prudente pour la troisième. Le bonheur et la joie sont des sentiments souvent présents, mais leurs contraires ne sont pas loin.

La Maternité c'est la vie, et la vie est une médaille à deux faces : la naissance et la mort. Celle-ci est le seul cadeau absolument commun à tous les êtres qui naissent. C'est pourquoi elle est si présente à la Maternité : elle plane constamment et parfois apparaît.

La mort *in utero* est ce que nous redoutons tous. Le silence du ventre d'une femme enceinte se sent dès la palpation et nous avons tous ce moment de sidération durant lequel nous avons envie de fuir très loin, plutôt que d'affronter cette femme qui nous épie et qui a déjà compris que nous allions annoncer une catastrophe.

C'est au cours d'une consultation ou lors de l'admission que le couperet tombe. Nous sommes alors dans l'urgence, en première ligne ; impossible de se dérober. Même si nous retardons l'annonce définitive en ayant recours à l'échographie, le drame se joue, et nous devons être sur scène.

À partir du moment où le praticien, médecin ou sage-femme, a la certitude du diagnostic, il doit le dire à la patiente et au couple, si, par bonheur, l'homme accompagne sa femme. En associant le compagnon, je ne veux pas en faire celui qui va soutenir sa femme, mais il est mieux que les deux parents reçoivent l'information en même temps si cela est possible. Ensuite, leurs chemins seront différents et ils auront, chacun, le besoin d'un accompagnement spécifique.

Je ne reviendrai pas sur les processus de deuil. Nous nous trouvons en face des mêmes étapes nécessaires, et tout ce déroulement demande du *temps* : du temps pour intégrer la nouvelle, du temps pour admettre que cette nouvelle est réelle, et du temps pour accepter de faire face à cette réalité. Tout cela ne se fait pas au même rythme pour tout le monde, et il faut savoir décoder ce qui est caché derrière le discours.

Notre éducation médicale nous pousse souvent à vouloir donner une réponse immédiate à un problème donné et nous proposons des solutions, qui nous paraissent les plus adaptées, sans nous rendre compte que nous apportons, en fait, une solution à un problème qui est le nôtre et pas forcément celui de la patiente.

Mathilde est arrivée un soir de décembre aux urgences parce qu'il y avait quelque chose qui lui semblait bizarre : le bébé ne répondait pas à ses stimulations comme d'habitude et elle avait l'impression que son ventre avait changé de forme. Il n'y avait plus de bruits du cœur et la mort fœtale fut confirmée par une échographie immédiate. Elle était enceinte de trente-huit semaines, et il s'agissait d'un premier bébé.

Elle a été hospitalisée le soir même et, comme le col utérin était déjà modifié, un gel de prostaglandine a été décidé avec un relais à l'ocytocine afin qu'elle accouche rapidement. La garde était calme à ce moment-là, je me suis donc installée près de cette femme et de son mari. Quoi dire ? Comment traduire toute la compassion que l'on peut éprouver ? Il y a eu de longs silences et, au bout d'un long moment, j'ai proposé de les laisser seuls. À cet instant, les questions ont commencé et, très vite, j'ai compris que Mathilde n'était pas totalement sûre que nous ayons raison. Elle sentait des glissements dans son ventre, elle avait l'impression de sentir des « petits coups ». Je n'ai pas posé le gel de prostaglandine. Nous avons beaucoup parlé tout au long de la nuit, et Mathilde n'a bénéficié que de la présence de Jean-Louis pour tout « calmant ».

Le lendemain matin, elle est ressortie : elle avait besoin de préparer quelques affaires.

Je lui ai donné rendez-vous pour le lendemain, en lui laissant nos coordonnées au cas où des questions surgiraient. Nous nous sommes retrouvées le jour convenu. Elle était à présent sûre que son bébé ne vivait plus. Alors, qu'allions-nous faire ? Nous avons parlé technique dans un premier temps. Des réponses à des questions précises rassurent un peu : comment les choses allaient-elles se dérouler ? Avec qui ? Qu'allait-elle sentir ? Allait-elle voir quelque chose ? Et Jean-Louis ? Où serait-il ? Que pourrait-il faire ?

La première réaction est généralement : « Je ne veux rien voir, rien entendre, rien sentir car tout cela ne sert à *rien*. »

Ce cri de désespoir maintes et maintes fois

entendu m'a conduite à réfléchir sur la réalité de « tout cela ne sert à *rien* ».

Catherine va accoucher d'un bébé porteur d'une malformation létale. Il s'agit d'un premier enfant, et, lorsque nous nous sommes rencontrées, sa demande a été très nette : « Surtout ne rien sentir ! » Le contrat est passé et l'anesthésie péridurale est mise en place dès le début du déclenchement. Après deux heures de déroulement du travail, Catherine commence à respirer amplement au moment des contractions sans rien dire de plus. L'examen du col montre une dilatation de sept centimètres. La poche des eaux se rompt spontanément et les contractions s'intensifient. Catherine respire de plus en plus fort et gémit parfois. Lui tenant la main, je lui dis de me demander ce qu'elle désire. Son mari s'agite beaucoup, me faisant des signes désespérés, et finit par me sommer de « faire quelque chose ». Je pose alors nettement la question à Catherine : veut-elle que l'anesthésiste réinjecte du produit ? Catherine, me serrant fortement la main, me dit : « Vous allez m'aider, n'est-ce pas ? Je sens mon bébé, il descend, il me montre le chemin ! »

Je suis restée fascinée par cette femme qui s'engageait sur le chemin de l'enfantement grâce à un bébé qui ne vivrait pas. Ce qui se passait pour elle prenait sens. La naissance de cet enfant lui permettait de changer son état de femme, elle devenait autre. La naissance de bébé mort n'était pas inutile.

Lorsqu'une femme met au monde un enfant mort, elle accouche. Ce bébé mort est un vrai bébé humain. Comme tel, il a droit aux mêmes attentions et à la même reconnaissance. En accouchant, cette femme accède au statut de mère comme les autres et elle doit être considérée comme telle. Chaque acteur peut ainsi trouver sa place. Et qu'en est-il de l'homme ? La fonction paternelle est, entre autres, la présentation de l'enfant à la société. D'où l'importance des rites « d'au revoir » au bébé qui vont de la simple prière à l'enterrement et qui passent par la reconnaissance légale du bébé avec nomination et inscription sur le livret de famille. Ces démarches sont importantes pour l'homme afin qu'il devienne père de ce bébé-là.

Les morts *in utero* sont toujours vécues par les équipes comme des échecs et, tout comme les parents, nous sommes tentés d'en chercher la cause en dehors de notre responsabilité. Les parents aussi veulent comprendre et n'acceptent pas que cette médecine, qu'on leur présente comme toute-puissante et faisant des miracles, se révèle impuissante et ignorante vis-à-vis de leur histoire.

En cas de mort *in utero* inopinée, la sage-femme est en première ligne pour annoncer la mauvaise nouvelle, et il n'est pas facile d'être le messager d'une catastrophe. Pour accompagner les parents, il va falloir prendre de la distance par rapport à tout cela afin d'être dans la compassion sans être dans l'identification.

Puisque, en tant que sage-femme, nous intervenons constamment au moment de l'accouchement, nous nous devons de réfléchir au sens que prend la naissance.

Il y a dans la naissance deux aspects qui s'adressent distinctement à chacun des protagonistes. Un enfant vient à la vie, il naît. Une femme pousse un enfant hors d'elle-même, elle se fait passage, elle crée et cette création la transforme. Même si l'enfant ne vit pas, elle aura tout de même été passage, et sera devenue autre : l'événement, heureux ou malheureux, prendra sens.

« Sage-femme, quel beau métier ! Vous faites naître des enfants !... » *Non*, les enfants naissent avec l'aide des femmes qui les ont portés dans leur ventre.

Mais, simultanément, des femmes naissent à elles-mêmes, et elles ont besoin d'un appui, d'une complicité, d'un passeur pour le chemin initiatique de l'enfantement. C'est cela être sage-femme ! Et vous avez raison, c'est un beau métier !

Francine CAUMEL-DAUPHIN

LES GYNÉCOLOGUES-OBSTÉTRICIENS FACE AUX GROSSESSES ARRÊTÉES

Depuis longtemps, je m'interroge sur l'incroyable similitude des comportements médicaux dans certaines situations stressantes. À croire que c'est inné, on est médecin parce qu'on le veut. À moins que ce ne soit plutôt la conséquence d'un long apprentissage universitaire nous faisant tous passer par le même moule. C'est donc ici qu'il me semblait opportun de parler, pour une fois, des médecins, des gynécologues puisque j'en suis, face aux morts *in utero*. Certes, la prise en charge psychologique du couple, son travail de deuil sont des aspects fondamentaux, mais ils seront largement discutés aujourd'hui. Je voulais donc consacrer mon temps de parole non plus aux parents mais aux médecins et néanmoins êtres humains qui sont concernés quotidiennement par ces problèmes. La bibliographie sur ce sujet est très mince et, au-delà de quelques évocations d'émotions de professionnels, peu de choses ont été dites. Il s'agit de lancer des idées et des points de réflexion sur le vécu du médecin. Je parlerai surtout en mon nom et en témoignage de mon expérience personnelle, car une étude multicentrique truffée de chiffres et de statistiques me paraîtrait déplacée ici. Je ne prétendrai pas embrasser tous les sentiments de mes collègues, mais je sais qu'il y aura de nombreux points communs et, je l'espère, matière à confrontation.

Cette spécialité nous confronte avec la vie et la mort en permanence. Avec la vie surtout et ce n'est pas par hasard que nous avons choisi ce métier où *a priori* tout devrait nous conduire à « mettre au monde des enfants vivants ».

Nous sommes ballottés entre une impression de « toute-puissance » et d'« impuissance » et, au fur et à mesure de mon apprentissage et de ma pratique, mes prises de position, mes certitudes ont été bouleversées, remises en question.

La fausse couche spontanée est un événement banal, rencontré tous les jours par le gynécologue. Ces consultations remplissent les urgences tout en étant rarement d'une urgence extrême. C'est souvent un épiphénomène dans la vie d'une femme qui ne l'empêchera en rien de mener une prochaine grossesse à terme. D'une thérapeutique à peu près standardisée, la prise en charge de ces patientes peut être d'une quinzaine de minutes, du diagnostic à l'ordonnance.

Le discours des patientes *a posteriori* est rarement élogieux concernant la prise en charge psychologique. Le médecin, même charmant, a souvent traité la question rapidement, sans explication et sans prendre en compte la détresse de l'annonce d'une grossesse arrêtée. Cette absence d'oreilles médicales est d'autant plus mal vécue qu'à la maison le père se sent peu concerné et passe rapidement à l'étape suivante, une nouvelle grossesse. La femme se sent seule, abandonnée. Cette fausse couche n'intéresse personne.

À ces termes précoces, l'investissement médical est faible. Parce que c'est tôt au cours de la grossesse, parce que c'est fréquent et parce qu'on n'y peut pas grand-chose, on règle le problème, point. Pourtant, quand il s'agit de gestes volontaires arrêtant l'évolution d'une grossesse, les attitudes sont différentes. La réduction embryonnaire nous donne parfois l'impression d'être des apprentis sorciers. L'interruption volontaire de grossesse nous relègue dans un rôle d'exécutant, de technicien. Et pourtant ce sont les mêmes termes. Ces gestes ne sont pas toujours psychologiquement faciles et peuvent devenir pesants. Des questions d'éthique, de morale, voire de religion peuvent alors s'imposer sans que le médecin y soit fortement attaché en général.

Où commence la vie et à partir de quand parle-t-on d'êtres humains ?

Ne pas juger, et pourtant comment supporter une patiente qui prend l'interruption volontaire de grossesse comme un moyen de contraception ?

Comment être satisfait quand « il faut en tuer un pour en sauver deux » ? Paradoxe et non des moindres.

La répétition et l'acquisition de la précision du geste rassurent et banalisent mais laissent sournoisement une sorte de poids, de lourdeur que l'on espère abandonner avec sa blouse à chaque fois que l'on quitte l'hôpital.

Dans l'optique d'une interruption médicale de grossesse (et non plus d'une interruption thérapeutique), plusieurs éléments se dégagent au fur et à mesure de la prise en charge du couple. À l'annonce du handicap, le médecin se protège, met des distances, des barrières. Parfois tellement bien qu'il en oublie les formes. Même s'il n'est que le porte-parole de constatations objectives, biologiques ou radiologiques, il apporte néanmoins « la mauvaise nouvelle ». Rien n'est plus difficile que d'expliquer à un couple que son futur enfant n'est pas dans la norme. L'angoisse dégagée par les parents émane fortement et est difficilement soutenable, surtout si la seule alternative est l'interruption médicale de grossesse. Soit on sombre, soit on se protège. Dans le cas où la maladie est létale ou difficilement viable pour l'enfant et la famille, la décision d'interruption de grossesse est *a priori* facile à prendre. Il n'en va pas de même pour toutes les anomalies. Le choix de la décision est heureusement partagé par plusieurs personnes : pédiatres, radiologues, gynécologues. Cette discussion permet de laisser s'exprimer un peu ses opinions, souvent, sans qu'on se l'avoue vraiment, très empreintes d'émotions et de contradictions. L'idée qui consiste à dire qu'il ne faut pas parler en son nom et projeter ses propres sentiments au cours de ces réunions décisionnelles est erronée parce que impossible.

Une fois la décision prise en accord avec les parents, il existe un certain degré de dispersion. Celle-ci est obligatoire pour une bonne marche du service. Jusqu'au geste, le couple verra le plus souvent, et au mieux, son médecin traitant, la sage-femme et le psychologue pour mettre en place les différents éléments de l'interruption médicale de grossesse et pour parler, si tant est qu'entre la décision et le geste il reste encore un peu de temps. Une fois la décision prise, le médecin est souvent pressé de « s'en débarrasser », non dans un sens péjoratif, mais au contraire pour le bien du couple et pour le sien, à ce qu'il croit. La femme, une fois hospitalisée ou en salle de travail, sera suivie le plus souvent par le médecin ou la sage-femme de garde inconnus d'elle. L'annonceur n'est pas l'exécutant et réciproquement. Une sorte de travail à la chaîne où nous serions tous responsables mais pas coupables.

Quel que soit le handicap, l'angoisse et le malaise du médecin sont d'autant plus présents qu'ils peuvent se rapporter à sa propre histoire, personnelle ou familiale. La perte d'un enfant, malade ou non, touche le parent et l'enfant que nous sommes tout à la fois, bouscule notre recherche de toute-puissance et de pouvoir sur la mort que la fonction de médecin nous donne et que nous avons choisie *a priori* consciemment.

La mort fœtale *in utero*, surtout à terme, est un échec cuisant que malheureusement rien ne laissait présager. C'est notre coup de tonnerre dans un ciel serein. Impuissance, insupportable défaite, absurdité, surtout si la patiente était à terme, mêlées d'une immense compassion. C'est une réalité brutale, une confrontation à la mort. Lequel d'entre nous n'a pas vécu ce moment où la patiente venue pour une diminution des mouvements actifs, la sage-femme, n'obtenant pas les bruits du cœur au monitoring, vous appelle pour faire une échographie de contrôle ? Vous posez la sonde, et rien. Malgré des positions de sonde en long, en large et en travers, rien. Toutes les personnes dans la salle ont compris et la patiente commence à se douter de quelque chose.

« Il est mort ? » demande-t-elle incrédule. « Oui », dites-vous enfin, presque soulagé qu'elle ait posé la question, de ne pas avoir à dire le mot ; elle a fait la moitié du chemin, merci.

Comment ressortir de tout cela indemne ?
Dans les *Cahiers de l'AFREE*, en juin 1994, j'ai lu ces quelques phrases qui ont résonné en moi :

« Mais où trouver l'énergie pour inventer ?
Comment ne pas se retrouver seul à son tour, mis à l'épreuve des émotions, de la violence, de l'angoisse ?
Qui reconnaît la douleur de notre travail, et ses joies, non qualifiables en données objectives ? »

Il est à longueur de temps question de vie, de mort et de choix. Le médecin se protège en restant dans l'ignorance. L'ignorance que cela le touche et le blesse. Il se met en dehors de la réalité, en décalage pour ne pas souffrir, en décalage par rapport à des réalités simples de la vie, joyeuses ou tristes, et, s'il utilise toute son énergie à l'hôpital, il n'a parfois plus rien à donner chez lui, à sa famille ou à ses amis.

Où est son exutoire ? Sans faire de jeu de mots, on lui « passe le bébé » et « il se garde le paquet » car ce n'est pas à l'extérieur de l'hôpital qu'il pourra s'épancher, mais pas à l'intérieur non plus. Si l'on a appris à remplacer la conspiration du silence d'autrefois par une attitude d'accompagnement vis-à-vis des patientes, toute l'équipe soignante reste dans une position repliée où rien ne s'échappe, ne se montre ou ne s'exprime.

Parfois même, on en oublie la simple humanité, on accepte qu'une femme enceinte s'occupe des interruptions médicales de grossesse, on oublie qu'une fausse couche ou une grossesse extra-utérine est un travail de deuil à faire. C'est aussi l'annonce d'une mort où, comme elles disent, elles deviennent une tombe, que ce soit à dix semaines d'aménorrhée ou à trente-neuf. Ne pas savoir, ne pas pouvoir, ne pas oser dire : non, je ne m'occupe pas de ce couple, de cette patiente, je ne peux pas.

Il me semble important que ces situations de stress rencontrées dans un cadre précis qui est l'hôpital soient gérées à l'hôpital et en équipe. Ce n'est pas ici que j'apprendrai que le « non-dit » est toxique pour les personnes et leur entourage, qu'il soit professionnel ou personnel.

Nous pouvons amplement nous inspirer d'autres équipes où la rencontre avec la mort est fréquente et où des groupes de travail avec des psychologues sont mis en place pour l'équipe soignante. Pour exemple, les services qui s'occupent de malades du sida, patients souvent jeunes, restant parfois longtemps hospitalisés, certains services de cancérologie et en particulier infantile, enfin, en réanimation néonatale où la décision d'arrêter la vie d'un enfant déjà hospitalisé depuis un moment devient une décision d'équipe difficile et chargée d'émotions.

P. Rousseau rapporte dans une étude par questionnaire, réalisée sur cent quatre-vingt-dix soignants, que trente pour cent des soignants seulement admettent vivre des émotions devant la perte éprouvée par leur patiente, trente pour cent reconnaissent la nécessité d'écouter les parents alors que pour soixante-dix pour cent d'entre eux l'expression des sentiments et des émotions par les parents est importante [1].

Comment expliquer ce manque d'implication face aux couples, aux mères ? Nous n'avons jamais appris, en tant que clinicien somaticien, à « nous engager sans nous perdre », « à nous identifier sans nous confondre », « à accueillir l'insécurité de l'autre sans perdre notre propre sécurité ».

Il est temps maintenant pour nous d'apprendre, de parler et de recevoir les réponses aux questions que l'on se pose en solitaire et qui sont souvent culpabilisantes ou dévalorisantes, la principale se résumant à : « Suis-je quand même un bon médecin ? »

En conclusion, j'évoquerai à nouveau ce décalage ressenti par moi-même et par bon nombre de mes confrères entre ce qui est vécu à l'hôpital et ce qui est vécu à l'extérieur. Certes, cela incombe à notre métier et à notre spécialité ; nous ne sommes pas pour autant forgés dans un métal différent de celui du commun des mortels. Sans faire du systématique ou de l'institutionnel, mais plutôt en adaptation aux situations stressantes rencontrées, un travail actif de notre part aidé par des professionnels dans le cadre d'une colla-

---

1. P. Rousseau, *Cahiers de l'AFREE*, juillet 1993.

boration multidisciplinaire au sein des services devrait apporter un mieux-être aux équipes soignantes et par voie de conséquence aux patientes dans la situation si difficile qu'est une mort *in utero*.

Catherine RONGIÈRES-BERTRAND

« MAIS QUE DEVIENT LE CORPS... ? »
LE PARCOURS INITIATIQUE DES PARENTS
VERS UNE SÉPULTURE SANS NOM

Pourquoi une telle démarche ?

La question du devenir du corps est celle de la plupart des parents confrontés à une mort périnatale. Si depuis une vingtaine d'années cette problématique demeure une question permanente, cette difficulté est ressentie avec une particulière acuité depuis que des équipes travaillent dans une direction qui vise à ne plus escamoter la mort. Nous incitons aujourd'hui les parents à rester présents dans ce parcours et leur proposons souvent de voir le corps de l'enfant. Notre accompagnement peut quelquefois se révéler paradoxal, et la prise en compte psychologique de ces questions complexifie en quelque sorte le problème. En n'éludant plus la mort, nous ne pouvons plus dissimuler la réalité de la sépulture, et l'Assistance publique des hôpitaux de Paris (APHP) et la Ville de Paris ont une implication réelle dans ce dispositif. En effet, depuis l'accueil dans un centre de diagnostic prénatal de référence jusqu'à l'annonce du décès périnatal, le parcours des parents reste très difficile et ne se termine pas à la naissance de l'enfant mort.

Il nous a semblé que ces démarches, entreprises depuis maintenant plusieurs années, révèlent combien elles obligent les équipes à se préoccuper du dispositif médical et administratif dans son ensemble. Ces questions, plus que toutes autres, font appel aux aspects pluridisciplinaires des services dans la synergie de leurs pratiques et interventions. Cela implique un personnel formé, motivé, à même d'assumer la complexité et la difficulté de ces interrogations essentielles. Des enquêtes engagées par l'Assistance publique en révèlent l'importance. Dans le questionnaire sur l'organisation et les conditions de travail des personnels hospitaliers, on trouvait : « Dans votre service, la charge émotionnelle liée à la souffrance et à la mort vous paraît : réelle ou nulle, modérée, importante, difficilement supportable... Le soutien organisé par l'hôpital pour mieux assumer cette charge émotionnelle vous paraît : très satisfaisant, plutôt, pas trop... »

Au-delà de ces enquêtes d'opinion, on ne peut que souhaiter l'instauration d'actions concrètes dans ce sens. Tous les protocoles de recherche resteront caduques si on ne travaille pas, et ce de façon pragmatique, à la mise en place de structures cohérentes d'accueil « longitudinal », pourrait-on dire. Et si l'on reste persuadé qu'« une chaîne n'a que la force de son maillon le plus faible », ces modalités considérées à tort comme purement « administratives » resteront, faute d'être incluses, le maillon faible de nos institutions. Tant que nous n'aurons pas la volonté de penser ces éléments comme indissociables de nos pratiques de soins, c'est la notion même du « soin » qui s'en trouvera corrompue ou falsifiée.

Dans cet esprit, nous avons eu le souci de vérifier nombre d'informations qui circulent autour de la mort et du devenir des corps de fœtus (enfants) à l'Assistance publique des hôpitaux de Paris, par une enquête menée au sein même des services hospitaliers, des visites du cimetière parisien de Thiais et des rencontres avec ses administrateurs [1]. Ainsi, au-delà de ce qui peut sembler un exemple purement parisien, cette problématique du lieu de sépulture pose, à notre avis, la question plus générale de la reconnaissance de l'importance symbolique du lieu d'enterrement et des rituels qui s'y rattachent. Enfin, c'est à partir de la rencontre quotidienne avec les souffrances des parents, de deuils parfois pathologiques ou compliqués, que ces élaborations ont pu se faire.

La mort en Maternité

On « confie » en quelque sorte toujours le soin de la mort aux autres. La mort, jamais simple, devient peut-être plus complexe encore en anténatal. Ici, la fracture traumatique provient d'une « promesse de vie » interrompue, majorée lorsque la mort sera donnée activement. C'est cet actif-passif qui distingue profondément par exemple la mort *in utero* (MIU) de l'interruption médicale de grossesse, indépendamment aussi d'un fœticide administré avant la naissance ou d'un geste « infanticide » (au sens juridique du terme) pratiqué de façon contiguë à la naissance. En effet, avant ou après la naissance, il s'agit toujours d'une vie interrompue, et cette rupture réactive avec une particulière insistance la question nodale de la culpabilité.

Que faisons-nous de la mort dans ces lieux de vie que représentent les maternités ? La mort reste bien souvent ressentie comme mise en échec de la

---

1. À notre grand étonnement, personne, parmi les professionnels, au dire même de l'équipe du cimetière, ne s'était encore jamais rendu à Thiais.

médecine ou d'une équipe. S'agissant des interruptions de grossesse d'indication médicale, nous ne pouvons que reconnaître ces interventions comme non thérapeutiques puisque signifiant l'impossible recours à un quelconque traitement. Définir la maternité comme un lieu d'émergence de vie, c'est accepter son corollaire le plus évident, à savoir qu'elle constitue aussi, en toute logique, un lieu de mort possible. La mort doit être envisagée malgré le sentiment inacceptable qui s'y rattache. Comme il existe un service de réanimation, « cet entre-deux de la vie ou de la mort », mettre en place un dispositif complet dans sa chaîne où l'état civil comme les conditions de la sépulture seraient partie intégrante d'un tout est indispensable.

Si l'on reconnaît enfin qu'une maternité, une unité de médecine fœtale ont à faire avec la mort, on admet que celles-ci doivent pouvoir l'aborder et prendre en charge ses aléas. Prévoir la mort reste toujours de mauvais augure. Nous ne pouvons ignorer en quoi cela nous confronte légitimement au refoulement et au secret. L'amphithéâtre de l'hôpital reste un lieu où peu de gens consentent à aller. Réservé souvent au « garçon de l'amphi », recruté pour n'avoir pas refusé le poste et considéré quelquefois par l'administration dans l'incapacité d'occuper une autre fonction.

Pour autant, notre pratique clinique depuis plusieurs années nous a fait découvrir qu'il est toujours possible d'aborder très directement et simplement ces aspects. Loin d'aggraver ces difficultés, les parents semblent toujours soulagés de rencontrer un interlocuteur qui s'en préoccupe et connaît ces questions.

Nous avons toujours pu vérifier que l'anxiété de ces situations est proportionnelle à ce que l'on tait et non à ce que l'on dit. C'est le silence de l'autre ou son malaise qui déclenche ou réactive l'angoisse. Une parole à propos de ces situations, au contraire, lui laisse une place. Dans ces circonstances, c'est bien l'évitement qui reste le plus à craindre, même si la notion princeps de refoulement recouvre de façon irréfutable la totalité de la question.

Au travers de la signification psychique du deuil, il s'agit dans ce travail de la « représentation de l'irreprésentable » qu'est la mort. Là se situe ce que nous considérons comme un « devoir informatif ». Dans le cas d'une interruption médicale de grossesse, si les parents ne sont pas vus très précocement, on ne leur dira pas forcément qu'au vu des derniers dispositifs de la loi un fœtus de vingt-deux semaines ou de cinq cents grammes peut être reconnu comme leur enfant et figurer sur le livret de famille, et être enterré [1].

Tout est peut-être là, dans cet énoncé législatif. Bien entendu, aucune formulation ne se fera jamais dans une désincarnation administrative, mais prend la voix d'un interlocuteur référent, à même de les écouter dans leur souffrance singulière.

Le recours ou la tentation de recours juridique entrepris par quelques parents illustrent dans certains cas la non-adaptation de la prise en charge. Nous en arrivons ainsi à l'essentiel : les conditions de déclaration de naissance et l'importance majeure du statut « embryon-fœtus-enfant ». En effet, si les textes les plus récents du Code civil ne sont pas appliqués, et notamment s'il n'y a pas délivrance d'un certificat médical d'enfant né vivant ou viable, les conséquences peuvent être extrêmement préjudiciables, tant du point de vue juridique que psychologique. L'expression « abandon de corps » figurant sur les documents administratifs proposés à la signature des parents ne correspond pas à la réalité psychique. Paradoxale-

---

1. Sauf lorsque la personne responsable de l'état civil viendra leur demander le prénom éventuel de l'enfant ou s'ils souhaitent procéder à un enterrement du corps... Dure effraction du réel qui, s'il n'a pas été anticipé, restera d'autant plus traumatique.

ment, en confiant le soin de la sépulture à l'institution, les parents continuent souvent de s'en préoccuper.

Avenue I, division 102 : la visite du cimetière

Depuis longtemps, on entendait dire : « Il y a un endroit spécial à Thiais » ou « À Thiais, il y a un cimetière des enfants ». Fantasmes et non-dits autour de ces questions foisonnent. Thiais et son « mystère » alimentent en grande partie les rumeurs.

Nous avons voulu « voir » et, simplement, refaire ce parcours des parents en quête du lieu de sépulture de leur enfant.

Certains membres du personnel ignorent encore l'existence dans le cimetière d'un lieu spécifique d'inhumation des fœtus. Devant notre insistance, quelqu'un nous invite à nous rendre avenue I, division 102.

Avenue I, division 102 désigne le croisement de deux allées.

Une fois franchi le seuil imposant de ce lieu, que voit-on ? On découvre, au sein d'une pelouse, une stèle concernant le don des corps, seule proposition de recueillement pour les parents à la recherche de la sépulture du corps de leur enfant. Ce mémorial, inauguré en 1982, comporte l'épitaphe suivante :

> « Le don du corps pour quoi faire ? [...] Que serait aujourd'hui la médecine sans la parfaite connaissance de l'anatomie et des fonctions vitales ? [...] Que ceux qui ont fait don de leur corps soient rassurés : grâce à eux nos étudiants apprennent aujourd'hui encore comment est fait le corps humain et sa remarquable complexité et des chercheurs venus du monde entier font progresser notre Science. Les donateurs comprennent qu'en nous aidant ils font preuve d'altruisme, de dévouement et de générosité envers la

Médecine. Faire le don de son corps, c'est venir en aide à la Médecine et au secours de ses semblables. Merci. » Suivi du nom des professeurs signataires du document.

« Hommage du Maire et du Conseil de Paris aux personnes ayant fait don de leur corps à la science.
Hommage de l'Assistance publique de l'amphithéâtre d'anatomie aux généreux donateurs de leur corps pour l'enseignement et la recherche en chirurgie. École de chirurgie des Hôpitaux de Paris.
Hommage de l'université René-Descartes à ceux qui ont fait le don généreux de leur corps pour la recherche anatomique. »

À l'origine, les parents se rendaient dans un des coins du cimetière attenant à cette allée. Érigeant des monticules de terre, posant des épitaphes, ils « colonisaient » en quelque sorte un territoire public pour célébrer leurs morts, dans un désir d'appropriation d'un espace anonyme pour signaler l'un des leurs. Ce lieu initial de recueillement devient bientôt trop petit. Devant l'amoncellement d'ex-voto et de fleurs, son transfert est nécessaire. Par ailleurs, face aux espaces successivement envahis, une association est fondée pour reconnaître ce problème d'utilité publique. En 1978, les cimetières ouvrent une enquête. L'administration crée alors ce monument en réponse à cette situation nouvelle. Non loin de là, un panneau d'information signé par le conservateur stipule :

« La division du don des corps a fait l'objet d'une opération de rénovation. Pour conserver à cet emplacement toute sa sobriété, il est recommandé aux familles de limiter la pose de plaques sur le cheminement-dalle prévu à cet effet [...] Par respect pour la mémoire des donateurs, l'administration se réserve le droit de déplacer voire de supprimer tout objet du souvenir détérioré ou végétaux fanés. »

Déjà, à ce stade de découverte, plusieurs constatations s'imposent. Il s'agit de remerciements pour don du corps. Que peuvent penser des parents qui ont refusé l'autopsie par exemple ? Ces remerciements ne risquent-ils pas d'alimenter chez les parents les fantasmes de détournement ou d'expérimentations faites sur le corps de leur enfant ?

Ensuite, lieu unique, aucune distinction ne sépare les adultes des enfants. Premier trouble pour ces parents à qui on avait pu dire qu'il existait à Thiais un endroit où l'Assistance publique enterrait leur enfant.

La situation reste encore ambiguë. De l'avis même de l'équipe du cimetière, il y a des parents qui croient le corps inhumé là et d'autres qui interrogent : « Mais que deviennent les corps ? Où sont-ils vraiment enterrés ? » « En signant un abandon de corps, j'ai confié la sépulture à l'Assistance publique. » En effet, ces stèles sont groupées au sein d'une pelouse autour de dalles où sont déposés des ex-voto. Certains interrogent et, constatant l'herbe ancienne, veulent savoir où est « vraiment » le corps de leur enfant.

Le personnel nous avoue : « On n'arrive pas à donner une réponse sur la notion de tombe... C'est un mémorial, ce ne sont pas des tombes particulières. Que répondre à ces parents qui affirment : on nous a dit qu'il existait à Thiais un endroit où était enterré le corps de notre enfant ?... »

Toute la question se trouve là : ce mémorial ne constitue pas le lieu réel de la sépulture. Il existe à Thiais un lieu d'ensevelissement différent du lieu de recueillement. Cette appellation « carré » de la science vient de là, de cet endroit réservé au don des corps où les remerciements affluent. Les limbes ont leur cimetière, pourrait-on dire, c'est Thiais...

Dans certains cas, le personnel du cimetière est amené à expliquer qu'il y a quelquefois incinération et que les cendres sont dispersées ici. Cela ne correspond pas non plus à la réalité. De surcroît, les projets d'installation d'un incinérateur sont totalement suspendus.

Il est facile de percevoir le malaise entraîné par ces questions pour le personnel du cimetière. Des parents se mettent alors à la recherche du véritable lieu d'enterrement. Le cimetière est très grand. Certains ainsi déambulent à la recherche de traces ou d'indices. « Les personnes qui errent, on ne peut pas leur dire de ne pas rester là », me dira un membre du personnel.

On traverse des pelouses anciennes, terrains « gelés » pour que le temps fasse son travail. Les cimetières, nous l'apprendrons dans cette enquête, connaissent, eux aussi, le problème de l'espace et du temps.

Plus loin, à l'écart, des terrains vagues, des tumulus de terre fraîchement retournée apparaissent. Ce sont d'autres tombes, sortes d'appropriations « sauvages » sur lesquelles certains déposent des fleurs artificielles, font pousser un arbuste d'acacia.

Plus loin encore, nous discernons des tranchées faites au bulldozer. C'est là que sont véritablement enterrés les corps. Une simple planche masque l'entrée.

Le personnel du cimetière explique : « C'est ici qu'arrivent les "boîtes"; il y a eu aujourd'hui sept boîtes à inhumer. Les corps parviennent dans l'anonymat. Les restes des hôpitaux, il y a beaucoup de choses : membres amputés, pièces opératoires... Les boîtes arrivent de la rue du Fer-à-Moulin, de Sainte-Anne, de Créteil, de la rue des Saints-Pères. »

Là commence (ou se termine ?) ce parcours initiatique... ce lieu de tous les secrets. Ces tranchées sur lesquelles certains déposent quelquefois des gerbes. Elles constituent ces sépultures impossibles à montrer.

Ces espaces béants, ces entailles dans un terrain

meuble, comment les révéler aux parents ? Le véritable lieu d'inhumation est un lieu de recueillement impossible. Cette absence, ce vide, certains parents l'expriment, sont ressentis comme une véritable *profanation* du souvenir.

Rendre le deuil possible

Nous avons effectué cette enquête en 1994, diffusé ce travail qui comporte un diaporama, rencontré beaucoup de gens choqués comme nous par cette situation délicate. Nous avons eu connaissance de démarches officielles, de l'existence de rapports confidentiels, et pris en compte l'émotion légitime de tous ceux qui se sont intéressés de près à la question. Et ce n'est que parce que rien ne semble bouger aujourd'hui, alors que nous rencontrons quotidiennement des parents en détresse, confrontés à des deuils parfois pathologiques ou compliqués, que nous avons accepté de publier ce travail.

Nous avons pu corréler la mise en difficulté des équipes à celle des parents. Là où il existe un malaise en miroir. Mais le cimetière parisien de Thiais est lui-même en difficulté. C'est à partir de cette constatation simple qu'un ensemble d'actions devraient être envisagées dans un souci de plus grande transparence et de « traçabilité ». Ce sont bien sûr les questions de la levée de l'anonymat ou du devenir des corps à l'issue des investigations anatomiques qui doivent être au cœur du débat.

Parmi les propositions concernant le devenir des corps, nous voudrions en évoquer quelques-unes :

Peut-être conviendrait-il d'instaurer un groupe de réflexion et de coordination réunissant les professionnels impliqués autour d'une information cohérente et homogène.

Établir un consensus sur le lieu. Que peut-on montrer et comment ? (L'emplacement actuel entraîne de multiples confusions sur les modalités de l'inhumation et le lieu de sépulture.)

Envisager un lieu spécifique pour l'inhumation des fœtus et des enfants (interruption médicale de grossesse et mort *in utero*).

Proposer une solution même partielle : l'incinération ne réglera pas tout (notamment : sur quel cérémonial peut-on s'entendre, en fonction des convictions religieuses de chaque parent ? le problème de la dispersion des cendres...)

Écrire le « livre blanc de la mort » à l'usage des professionnels [1].

Qu'avons-nous vu à Thiais ? Loin d'y trouver une réponse, nous y avons découvert une réalité parfois surprenante où ce « carré de la science » cache mal un secret bien gardé. Ces sépultures « fantômes » peuvent constituer à nos yeux le « chaînon manquant » d'un deuil de fait infaisable.

Jean-Philippe LEGROS

RÉFÉRENCES

AMAR N., COUVREUR C., HANUS M., *Le Deuil. Monographie de la revue française de psychanalyse*, Paris, PUF, 1995.
BACQUÉ M.-F., *Le Deuil à vivre*, Paris, Odile Jacob, 1992.
BLANCHARD E., LEGROS J.-P., « La sage-femme, le psychologue et l'interruption médicale de grossesse : de l'appréhension à l'intervention », in *Entretiens des sages-femmes-Entretiens de Bichat*, Expansion scientifique française, septembre 1993, p. 12-15.
« Guidelines for professionals », *Pregnancy Loss and the Death of*

---

1. Cf. à ce sujet « Guidelines for professionals », *Pregnancy Loss and the Death of a Baby*, Cambridge, Sands, Stilbirth and Neonatal Death Society, 1995.

a baby, Cambridge, Sands, Stilbirth and Neonatal Death Society, 1995.

LEGROS J.-P., « Quand le diagnostic prénatal devient le cadre d'une indication d'interruption médicale de grossesse » in *Le Diagnostic prénatal, aspects psychologiques*, Paris, ESF, 1996, p. 43-51.

NATHAN T. (dir.), *Rituels de deuil, travail du deuil*, Paris, La Pensée sauvage, coll. « Bibliothèque d'ethnopsychiatrie », 1995.

VALAT A.-S., DUMOULIN M., « Le deuil périnatal », in *Abstract Gynéco*, avril-mai 1996, n° 163, p. 16-29.

QUESTIONS SUR LA MORT
QUE SE POSENT
LES COUPLES STÉRILES

Plus que par les questions que se posent les couples stériles autour de la mort, on est frappé lors des consultations de stérilité par l'absence de questions : la mort des questions. En effet, en dehors de quelques interrogations techniques, ou pratiques, rares sont les couples qui abordent les questions qui peuvent paraître essentielles en rapport avec la pratique d'une fécondation *in vitro*.

Quelles seront les répercussions de ces procréations hors sexualité qui d'une certaine manière introduisent la mort du couple par la médicalisation extrême et l'interposition du médecin et de son équipe au sein du couple confronté à l'aide médicale à la procréation (AMP) ? Quels sont les risques des différentes méthodes ? Qu'en est-il du devenir de certains des embryons qui ne sont ni transférés ni congelés ?

Il n'existe pas non plus de questions sur les causes de la stérilité, sur le rôle des antécédents souvent chargés de ces couples (perte d'un enfant, fausse couche, grossesse extra-utérine...). Peu d'échange également sur la sexualité, sujet consciencieusement évité car semblant aux yeux du couple sortir du champ du motif de consultation (!).

L'absence de questions, l'absence de pensées (ou plutôt sa sidération) constituent une sorte de mort. Le corps est mis à disposition, offert à l'équipe médicale qui doit accomplir le miracle et permettre la naissance de l'enfant tant désiré.

Parfois, le désir d'enfant semble essentiellement appartenir au conjoint, la femme étant dépossédée de son propre désir. La mort semble alors rôder autour de cette femme éteinte qui ne parle pas et semble se prêter à la prise en charge de manière réticente. « L'irrésistible désir de naissance » a changé de camp.

Pourtant, dans la majorité des cas, la femme mène le jeu. Le mari est en retrait, souvent absent des consultations et du parcours éprouvant de l'aide médicale à la procréation. La femme porte pratiquement seule la responsabilité de l'infertilité. Son mari (dit-elle) rechigne à faire un nouveau spermogramme alors qu'elle a déjà reçu une vingtaine d'injections et autant de prises de sang !

Mais la pression sociale est forte. Une femme sans enfant « n'est pas une femme » et elle assume souvent seule les difficultés, et cela même en cas de stérilité masculine.

La nature (utérus), la morale (égoïsme supposé des femmes sans enfant) et le plaisir supposé vital de la maternité (et de l'accouchement) semblent rendre la naissance obligatoire car elle constituerait une partie essentielle de l'épanouissement féminin. Cet enfant est donc primordial. « Donne-moi un enfant ou je meurs », dit Sarah dans la Bible. La femme sans enfant est peut-être un peu morte.

Cet enfant marquera la séparation finale avec la mère et est l'aboutissement logique du couple. Il peut cependant apparaître plus ou moins inconsciemment comme dangereux. L'ombre de mort rôdera autour de cet enfant qui ne viendra pas car il peut être fantasmé comme dangereux. La femme reste alors sous la dépendance de sa mère ; elle vient du reste parfois consulter avec elle (!).

Dans d'autres cas, la mort est omniprésente dans l'histoire personnelle ou familiale de la femme infertile (antécédents de fausse couche, de grossesse extra-utérine), grossesse difficile chez la mère qui a « baigné » sa fille d'une histoire obstétricale dramatique. Je me rappelle cette femme « stérile » qui s'était vu raconter à de multiples reprises comment sa mère avait failli mourir lors de son accouchement. Les questions autour de ces accidents dramatiques restent cependant tout à fait exceptionnelles et le lien potentiel entre ces accidents et la stérilité est bien souvent refoulé. Parfois, un enfant est mort, la stérilité est dite « secondaire » car la femme a déjà été enceinte. *Secondaire* en opposition à *primaire* chez une femme qui n'a jamais été enceinte. Mais ne serait-elle pas « secondaire à » ? Le couple vient pour réparer au plus vite ce traumatisme insupportable. L'enfant mort est omniprésent bien que paradoxalement totalement absent de la discussion. L'enfant à naître portera la mort de l'autre. Nous avons récemment traité une patiente présentant une stérilité secondaire de plus de quatre ans. Son premier enfant s'était fait dévorer par un chien devant elle ! Toute prise en charge psychologique prolongée fut refusée par la patiente. La stérilité et la mort sont bien sûr intimement liées dans cet exemple caricatural. Mais ne peut-on pas penser que des situations moins dramatiques peuvent engendrer également un « blocage » bien compréhensible ? L'existence d'un fantasme d'enfant mort (deuil familial, fausse couche, interruption volontaire de grossesse) peut parfois expliquer cette infertilité. Le discours médical, qui bien souvent banalise l'antécédent (« ne vous inquiétez pas, c'est banal, c'est courant »), contribue involontairement à enfouir plus encore l'événement, cachant ainsi le poids de la crainte qu'il peut entraîner pour une grossesse future. Cependant, la plupart du temps, aucune question ne fait surface, la prise en charge psychologique proposée est souvent refusée et le recours à la médecine de la reproduction est une demande « logique », puisque le « bébé nouveau » n'arrive pas. La médecine constitue alors une défiance vis-à-vis d'une mort jugée menaçante. L'esprit et le corps sont séparés.

L'aide médicale à la procréation serait la médecine du désir, désir d'enfant bien sûr, car le désir sexuel semble bien absent des préoccupations du couple stérile et de celles des médecins tant le sujet est tabou. En dehors de l'aide médicale à la procréation, la mort du désir sexuel est souvent à l'origine de la mort du couple, mais, en aide médicale à la procréation, le projet d'enfant peut constituer le lien remplaçant le désir sexuel qui semble mort depuis bien longtemps. Malheureusement, très peu d'études permettent de savoir s'il s'agit d'une impression ou d'une réalité. Cette absence (supposée) de sexualité n'est-elle que le résultat de la prise en charge médicalisée qui, par les multiples invasions dans l'intimité de la femme et par la programmation « ferroviaire » des étreintes du couple, aboutit à une usure qui est probablement fonction du temps de prise en charge ? Ou bien l'infertilité n'est-elle que le résultat d'une sexualité rare ? Le lien entre les chances de grossesse et la fréquence des rapports sexuels est bien connu... des médecins.

Sans généraliser, on peut tout de même remarquer que les couples confrontés à une « stérilité absolue » relevant de la fécondation *in vitro* semblent plus épanouis que ceux ayant une stérilité dite inexpliquée.

La mort rôde encore, une fois le succès obtenu. Les fausses couches et les grossesses extra-utérines affectant les grossesses obtenues en fécondation *in vitro* sont vécues de manière dramatique. Et cela est bien compréhensible. La notion de malédiction, de « tare », de handicap est alors omniprésente. La mort de l'embryon ou du fœtus est d'autant plus mal acceptée qu'elle est souvent vécue comme la propre mort de la patiente ou du couple. Ces accidents viendront renforcer le sentiment d'impuissance et peuvent venir évoquer des deuils personnels ou familiaux mal digérés qui referont surface (dans la parole) à cette occasion.

Enfin, un des éléments essentiels à ne pas négliger est ce que l'on pourrait appeler la mort de la « potentialité de grossesse ». Souvent, ce sont les femmes qui viennent avec un diagnostic porté de stérilité absolue (ou vécue comme absolue) à la suite d'une annonce théâtrale autour de la fonction de reproduction de la femme : « Vous voyez, Madame, ces trompes sont bouchées », « Vous n'ovulez pas. » Le grand « sorcier » n'a laissé aucune porte (trompe ?) ouverte, la femme ne peut pas être enceinte, elle le sait puisqu'on le lui a dit et elle ne le sera donc pas. Il n'est pas rare qu'une analyse différente du dossier conteste cette stérilité inéluctable et laisse entrevoir qu'il s'agit d'une hypofertilité plutôt que d'une stérilité définitive, même si les chances de grossesse spontanée sont faibles. La patiente semble découvrir que la grossesse est possible. Celle-ci peut alors survenir à la surprise générale, du médecin bien sûr, mais surtout de la patiente.

Quelles questions se posent donc les couples stériles autour de la mort ? Ils ne nous en posent pratiquement jamais. Peut-être s'en posent-ils à eux-mêmes parfois. Ils devraient s'en poser souvent, et nous, médecins de l'aide médicale à la procréation, devrions nous en poser toujours !

François OLIVENNES

ANOMALIES FŒTALES, DEUIL ET REPRÉSENTATIONS PSYCHIQUES

Le développement rapide des techniques médicales de dépistage, de suivi et éventuellement de traitement des anomalies fœtales apparaît la plupart du temps comme un progrès. Mais ces techniques peuvent être dangereuses, car elles donnent une prévalence au fantasme d'enfant parfait et risquent de faire disparaître la tolérance à l'anomalie due à un handicap. En fait, cette tolérance n'a jamais été très grande.

En pratique, le diagnostic prénatal (DPN) s'envisage dans deux cas : soit face à un antécédent, et il s'agit ici de repérer et de prévenir le risque de récidive d'une anomalie précise, soit il est de première intention. Néanmoins, le diagnostic prénatal permet dans la plupart des cas de rassurer les familles, même si les examens polarisent, lors de toute grossesse, l'anxiété normale liée à l'ambivalence du désir d'enfant, à l'attente et à la crainte de différences entre l'enfant imaginé et l'enfant réel.

L'annonce d'une anomalie entraîne le plus souvent un traumatisme psychique chez la mère et dans le couple, avec des répercussions importantes dans la famille. L'enfant imaginé est alors brutalement désinvesti. Il ne reste que quelque chose de difficilement représentable, de l'ordre du dangereux, du pourri, de l'envahissant à enlever. C'est la malformation, l'anomalie qu'il faut enlever du corps de la mère.

L'interruption de grossesse, lorsqu'elle est pratiquée, a des conséquences psychologiques importantes, surtout lorsqu'elle est décidée tardivement (deuxième partie de la grossesse). Dans ce cas, des études anglo-saxonnes ont mis en évidence, de manière chiffrée, l'importance des séquelles psychopathologiques, bien supérieures à celles observées après interruption volontaire de grossesse : au-delà de six mois après l'interruption de grossesse, la moitié des femmes font un deuil compliqué et un quart ont besoin de soins psychologiques ou psychiatriques appropriés.

C'est aussi à la suite d'observations personnelles de plusieurs cas de deuils compliqués et pathologiques de la part de femmes ayant eu une interruption de grossesse du fait de malformations graves du fœtus, ou de mort fœtale *in utero*, que notre intérêt s'est porté sur les conditions dans lesquelles s'étaient passés ces faits. Nous avons noté dans ces cas un traumatisme important avec sidération, absence de pensée, et une angoisse déstructurante majorée entre autres par l'absence de visualisation du fœtus par les parents. De plus, si les morts fœtales *in utero* ont toujours existé, le récent développement des techniques du diagnostic prénatal aboutit à une augmentation des interruptions de grossesse qui peuvent être tardives. Un travail important a été réalisé avec les différents intervenants médicaux de la maternité afin de placer les familles dans les conditions les plus favorables, face à ce traumatisme grave.

Le premier élément de ce travail est que l'interruption de grossesse ne soit pas une décision envisagée comme conséquence immédiate et trop systématique de la découverte d'anomalies fœtales. Le risque est grand en effet que les parents ne réclament cette interruption pour effacer à la fois la grossesse et l'enfant anormal.

L'enfant imaginé alors est brutalement désinvesti pour préserver l'enfant imaginaire à venir. Le fœtus à éliminer est réduit à la malformation, l'enfant n'est plus représentable et les couples ne peuvent donc pas en parler, pas plus que les équipes médicales souvent trop pressées : elles pensent ainsi protéger la mère en l'endormant, en subtilisant l'enfant, alors qu'elles ne font qu'éviter le problème et fuir la relation avec les patients.

Trop souvent encore, personne n'est à même de parler de cet enfant, il n'y a qu'une anomalie à réparer par une grossesse suivante. La femme rentre seule, sans enfant ; les perturbations relationnelles dans le couple et dans la famille qui s'ensuivent sont alors extrêmement fréquentes. Cette fuite de la réalité ferme l'élaboration du traumatisme qui est majeur, avec rupture de la continuité psychique. Il se marque cliniquement par des états d'angoisse, de sidération, de confusion, voire de délire chez la mère. Mais les équipes médicales commencent à être habituées à laisser un temps minimum aux familles pour que les mécanismes d'évitement soient relayés dans un deuxième temps par une confrontation psychique à la réalité et par une réflexion, soit sur les thérapeutiques proposées, soit sur l'interruption de grossesse et sur le devenir du corps du fœtus. Il faut souligner ces deux temps qui sont à respecter au niveau des parents : évitement, puis confrontation. Toute décision trop rapide de la part de l'équipe risque de court-circuiter ces mécanismes psychiques.

D'expérience, la confrontation à la réalité, médiatisée par l'équipe médico-psychologique, est salutaire. La possibilité de voir et de toucher le bébé mort devrait être systématiquement évoquée avec les familles, dès avant l'interruption de grossesse. Une photographie du bébé décédé, la nomination et l'inscription à l'état civil sont favorisées, de même que les rites mortuaires, bien sûr, selon les idées et les convictions des parents. Beaucoup de familles se servent de ces possibilités, sur le moment, ou dans les jours qui suivent l'interruption de grossesse en allant voir leur bébé à la morgue. Certaines reviennent voir leur obstétricien plus tard ; d'où l'intérêt d'avoir la photographie dans le dossier ; celle-ci peut, au cours d'un entretien, être montrée aux familles qui le désirent.

Tous ces gestes ne doivent bien sûr pas être pratiqués de manière systématique et déshumanisée, car ils apparaîtraient comme une agression supplémentaire. Ils doivent au contraire se passer dans le cadre de processus identificatoires : le soignant est alors vécu par les parents comme une image paternelle ou maternelle par rapport à leur enfant ; s'identifiant à lui, ils peuvent se reconnaître père ou mère, souffrant de la perte d'un enfant.

Depuis la mise en place d'une telle organisation, nous avons noté dans notre expérience une nette régression des deuils pathologiques. Le fait que ces mesures concrètes puissent avoir un effet dynamique pose évidemment d'intéressantes questions théoriques.

Le traumatisme psychique, par un mécanisme d'effraction des systèmes de défense, de pare-excitations, laisse un trou, une béance dans la continuité psychique. Cela ouvre la voie à des représentations mouvantes, fantomatiques, extrêmement anxiogènes, ou, au contraire, à des représentations figées, tout aussi anxiogènes, donnant lieu à des cauchemars itératifs. La vision de l'enfant fonctionne sans doute comme un premier élément de réparation de cette béance ou de stoppage de l'angoisse libre massive.

Comment comprendre ce phénomène ?

En réalité, il n'y a jamais de représentation possible de la mort. La mort est du côté de l'inconcevable, de l'impensable, de l'inimaginable, de l'irreprésentable. De plus elle est inconnaissable.

C'est dans ce cas qu'existe l'écart le plus grand, ici absolu, entre les deux grandes catégories définies par Freud : représentation de choses et représentation de mots.

S'il n'y a pas de représentation de choses associée au mot « mort », si la mort est irreprésentable, elle a en même temps dans toutes les civilisations, dès la Préhistoire, toujours été représentée par un subterfuge ; en effet ce n'est pas elle qui est représentée en réalité, mais bien le mort ou ses équivalents. On passe alors de la représentation *de la* mort à celle *du* mort.

Cela nous permet une compréhension du mécanisme psychologique qui joue pour que les familles commencent un travail de deuil : la non-représentation laisse béant le trou causé par le traumatisme et totalement libre l'angoisse liée à la mort.

L'accès à la représentation du corps du bébé, grâce à sa vision et à son contact, permet de passer à une représentation de chose liée au mort puis de passer à une représentation de mots concernant le fœtus bébé, de le nommer, de l'inscrire dans l'histoire familiale.

On retrouve là le mécanisme qu'ont employé toutes les civilisations pour rendre supportable la mort et dévier les pensées sur le mort.

La visualisation du corps est très importante, car ce sont les représentations de choses qui sont les seules à avoir cours dans l'inconscient, alors que les représentations de mots sont spécifiques du système préconscient/conscient, comme Freud l'a mis en évidence. De fait, ce serait cette visualisation qui permettrait cliniquement de commencer le travail de deuil et de modifier les cauchemars des patients.

C'est bien à travers les représentations du mort et à travers les mots qui vont y être associés que les affects massifs, engendrés par le traumatisme de l'annonce de l'anomalie, vont pouvoir être liés et être métabolisés petit à petit au cours du travail de deuil. Ce travail peut permettre de dépasser cette mort sans l'oublier et d'inscrire cet enfant à sa place dans l'histoire psychique des parents et de la famille.

Didier DAVID

RÉFÉRENCES

BIZOT A., DAVID D., MILLOT Cl., ROBERT A.-M., « Diagnostic prénatal et deuil », *Revue de médecine psychosomatique*, 1989, n° 17-18, p. 163-172.

BIZOT A., DAVID D., « Abords psychologiques du diagnostic anténatal », *Journal de pédiatrie et de puériculture*, 1989, n° 5, p. 272-278.

DAVID D., TOURNAIRE M., « Le Diagnostic prénatal et ses conséquences psychologiques », *in* LEBOVICI S., WEIL-HALPERN F., *Psychopathologie du bébé*, Paris, PUF, 1989, p. 273-280.

DAVID D., « Problèmes psychologiques posés par les interruptions médicales de grossesse », *in* SOULÉ M., *Introduction à la psychiatrie fœtale*, Paris, ESF, 1992.

DONNAI P., CHARLES M., HARRIS R., « Attitudes of patients after genetic termination of pregnancy », *Brit. Med. J.*, 1981, n° 282, p. 621-622.

FREUD S. (1913), *Totem et Tabou*, Paris, Payot, 1924.

FREUD S., *Introduction à la psychanalyse*, Paris, Payot, 1951.

LLYOD J., LAURENCE K.M., « Sequelae and support after termination of pregnancy for fœtal malformations », *Brit. Med. J.*, 1985, n° 290, p. 907-909.

VALABREGA J.-P., « Représentations de mort », *Topique*, 1991, n° 48, p. 165-205.

TÉMOIGNAGE

J'ai perdu mon fils Philippe le jour de sa naissance, il y a bientôt trois ans. Dès le lendemain, j'ai commencé à écrire ce qui était à la fois le récit de sa mort et l'histoire de notre vie à tous les trois – son père, lui et moi. Je me souviens très bien, au milieu de la nuit, tandis que mon mari pleurait à gros sanglots au fond du lit, d'avoir pris une feuille de papier et d'avoir commencé à écrire. Dans ce livre qui porte le prénom de notre enfant, Philippe, et que mon éditeur a eu le courage de publier tel quel, j'ai pesé mes mots : je n'ai pas voulu *raconter*, mais seulement *dire*, au plus juste, sachant que la part la plus sensible du chagrin est toujours entre les mots, dans les blancs. Je ne souhaite pas, trois ans plus tard, remplir ces blancs. C'est pourquoi, d'une certaine manière, tout ce que je pourrais dire maintenant serait en plus, et donc en trop.

Si j'ai accepté cependant d'apporter mon témoignage à ce colloque, c'est parce que, depuis le 7 février 1994, trois choses essentielles ont eu lieu dans ma vie : j'ai écrit *Philippe*, j'ai entrepris une analyse et j'ai eu une petite fille. C'est à la lumière – oui, sous l'éclairage de ces trois lumières – que je voudrais parler aujourd'hui : non pas avec du recul, car les larmes versées pour préparer cette intervention me montrent assez que le temps n'efface pas grand-chose ; mais seulement avec la possibilité neuve, là où j'étais seule autrefois, de *relier* la vie et la mort de Philippe : à d'autres enfants morts ou vivants, et à leurs mères qui m'ont écrit après avoir lu mon livre ; à une histoire familiale dont l'analyse m'ouvre quelques portes (car même les bébés morts ont une longue histoire) et à la naissance de sa petite sœur, Aube.

La souffrance n'a pas disparu, mais c'est une souffrance peuplée. Je remercie tous ceux, toutes celles qui m'aident à l'habiter, et c'est grâce à eux que je parle.

Philippe est né le 7 février 1994. Il est mort le même jour. Me restent de lui deux échographies très distinctes où il sourit, et quatre photographies prises par le pédiatre à l'hôpital. Il y a des mois que je ne les ai pas regardées, mais à l'époque je les scrutais tous les jours : je cherchais à la fois à graver dans ma mémoire chaque détail de son visage, de son corps – et même la barboteuse avec le lapin, qui appartient à l'hôpital – et à comprendre, à désespérément comprendre qu'il était mort. Sur chacune des quatre photos Polaroïd, il vient de mourir, sur l'une il a encore des fils, des tubes. La première chose difficile à supporter, c'est de n'avoir pas été là quand il est mort. J'aurais voulu du moins naître avec lui, c'est-à-dire le connaître : qu'il soit contre moi, peau contre peau, et lui caresser la tête en lui disant que je l'aimais. Sa mort, j'aurais voulu la lui expliquer, même en silence, comme les mères expliquent tant de choses aux enfants. J'ai un chagrin infini quand j'en imagine *l'instant* : était-il seul dans l'une de ces pièces où, deux jours plus tard, longeant le couloir vitré du service Pédiatrie, j'ai vu se battre pour vivre de minuscules bébés tout seuls parmi des machines ? S'est-il battu,

Philippe, mon gros pépère tranquille, a-t-il souffert, a-t-il pleuré ? Énigme impénétrable, séparation irréparable, et je n'ai d'autre ressource que de me représenter Philippe disparaissant lentement tandis qu'apparaît simultanément aux yeux d'un visage étranger son image glacée sur le papier du Polaroïd : vague, puis nette : sa mort.

« L'enfant est mort », m'a dit le pédiatre de la clinique – et comment le dire autrement ? C'est une phrase qu'on ne peut pas tourner, bien qu'on la tourne sans fin dans tous les sens. Ça veut dire ce que ça dit, littéralement et dans un seul sens.

J'ai tenu Philippe mort dans mes bras. Je suis allée avec son père le voir à la morgue. Il l'a habillé tandis que je restais dans l'entrée, sur le banc, avec le sac plastique où j'avais mis au moins quatre paires de chaussons ; je pleurais de n'avoir rien à lui donner de moi, sa mère – je n'ai jamais su tricoter. Une psychologue m'a demandé si je croyais en Dieu, j'ai dit non, elle m'a dit : « Vous croyez bien en quelque chose ? » Je croyais en la mort de Philippe, qui n'était même pas encore Philippe, mais l'enfant, le bébé, les petons tapant dans mon ventre.

Nous sommes restés cinq minutes. Enlacés, notre bébé, Yves et moi. Il était beau, incroyablement : il fallait le voir pour le croire. Si j'en ai tant voulu, par la suite, aux gens qui comparaient mon accouchement à une fausse couche, aux médecins qui me parlaient du « fœtus », c'est parce qu'ils niaient ainsi l'essentiel de ma relation avec Philippe. Ce qu'une femme porte en elle, ce n'est pas seulement la vie, mais *une* vie, c'est-à-dire ce qui matérialise la vie, la rend palpable : une femme est d'abord enceinte d'un *corps*. C'est le corps qui donne la vie, et le corps de Philippe était doué de vie, doué pour la vie. L'intitulé du présent colloque, « Mourir avant de n'être », suppose que l'être commence avec l'existence séparée, sinon autonome, avec l'air qu'on respire. Mais l'être d'un bébé, c'est son corps. Et l'être d'un bébé pour une femme, c'est la place qu'occupe ce corps dans son corps à elle, et la représentation qu'elle se fait, parfois très tôt, de ce petit corps d'homme dans son ventre. La mort enlève la vie au bébé, mais le corps est là : l'existence est virtuelle, mais la chair existe, et il faut la reconnaître, la toucher, la voir. Dans toutes les lettres que j'ai reçues, dans les récits que m'ont envoyés mes correspondantes, cette pensée est présente, martelante : dans le récit de Laurence, qui a perdu une petite jumelle à la naissance :

« Peu de gens t'ont vue morte (le lendemain de ce jour tragique du 2 octobre 1993, toute glacée à la morgue de l'hôpital) et personne n'a pu rendre hommage à ta beauté, personne non plus ne m'a demandé à quoi tu ressemblais. Voilà qui est chose faite, je répare l'une des premières injustices de ta mort, Jeanne, je l'assure : tu étais parfaite. »

Dans celui de Fabienne Guittard, qui a accouché d'un enfant mort à six mois de grossesse, après un avortement thérapeutique :

« Je garde un souvenir assez précis de toutes les personnes qui ont partagé ma souffrance, ce jour-là. [...] Elles sont celles qui ont vu mon enfant. » Elle ajoute : « J'ai découvert ce petit visage. Mon bébé. Mon enfant. Je suis restée éberluée d'admiration devant lui. Le docteur a murmuré : " Qu'il est beau ! " [...] La fierté de la mère, je l'ai éprouvée moi aussi. Je l'ai revendiquée. J'ai eu besoin de dire au monde entier que mon bébé était beau. Alors je l'ai dit, aux proches qui me téléphonaient à la maternité. Je leur disais, frénétiquement, comme une désespérance : " Tu sais, il était beau, mon bébé ". »

Les gens comprennent mal ce désir : quand je voulais montrer les photos de Philippe, certains en étaient choqués comme d'une bravade ; des membres de ma proche famille ont tout bonnement refusé de les regarder, de simplement jeter les yeux sur mon enfant, de le reconnaître avec moi. Fabienne Guittard, qui, comme moi, avait fait une fausse couche avant d'être à nouveau enceinte, exprime très bien combien la notion de l'être, de l'existence, est liée au corps, à l'apparence :

> « On se remet assez vite d'une fausse couche. Ou du moins le croit-on. [...] Une fausse couche, c'est une idée, une attente. C'est surtout du sang. Du rouge vif, du rouge noirâtre, des caillots. [...] Une fausse couche, ça n'a pas de visage. »

Le visage – c'est-à-dire, étymologiquement, ce qu'on voit – c'est cela, l'être d'un enfant à naître. Il vit puisqu'il est visible. Il est puisqu'il a visage humain.

C'est sans doute aussi pourquoi il est si important de montrer à une mère son enfant mort ; ma mère, qui a elle-même perdu une petite fille à la naissance en 1958, ne l'a pas vue morte, n'a pas assisté à son enterrement. J'ai dû braver son avis, elle ne voulait pas que j'aille à la morgue. Et pourtant, même passager, quel apaisement ! Voir, contempler, seul moyen pour que la mort ne soit pas inhumaine.

Philippe n'est pas mort en moi, j'ai accouché sans même savoir qu'il allait mal. Malgré cela, pendant des mois ensuite, j'ai eu le sentiment d'être son cercueil, l'endroit où était couché pour toujours le corps de mon bébé mort :

> « La nuit parfois, dans le noir de la chambre, je joins les mains sur ma poitrine, je ferme les yeux, je gonfle à peine les joues – et mon bébé est là : non pas à l'intérieur de mon cœur ou de ma tête, non pas sentiment ou pensée, abstrait, mais là, bien là chaud et

replet en lieu et place de moi-même. Le silence est total, l'immobilité presque parfaite. Puis, très vite, ma poitrine se creuse, mon estomac se troue, et de cette tentative de possession charnelle la vérité soudain m'apparaît : je ne suis pas le corps, je suis la tombe [1]. »

Il faut vivre avec ce trou – et même lorsqu'on a lu un certain nombre de textes sur le bébé-phallus, la castration, etc., cela ne change rien à cette évidence : depuis le 7 février 1994, il y a de la mort en moi, ou, pour le dire plus exactement peut-être, il y a du mort en moi.

Je n'ai rien compris à la mort de Philippe. Je ne savais même pas que c'était possible, je croyais que ça n'arrivait plus qu'au fin fond du monde, à de pauvres gens résignés à mourir et à voir mourir, ailleurs, mais pas là, pas dans cette ville où j'étais née moi-même. Je croyais qu'il suffisait d'être une mère-modèle, de jouer le jeu de la maternité : sourires tendres, guili-guili sur le ventre, massage des seins à l'huile d'amandes douces, précautions alimentaires, achat de brassières, assiduité aux cours de préparation, retombée en enfance... Je croyais qu'il n'y avait qu'à continuer d'être la petite fille sage que j'étais redevenue. Je croyais qu'il n'y avait qu'à donner la vie à l'enfant pour qu'il vive.

Mais ça n'a pas marché. Je n'ai pas été la petite fille sage, ni la maman parfaite. Je n'ai pas su. Le 7 février 1994 j'ai donné la mort. Toutes les mères donnent la mort en accouchant, bien sûr. Mais elles l'oublient aussitôt, elles oublient que leurs enfants sont mortels. Le plus souvent, c'est juste un souffle de néant qui passe, qu'elles sentent ou ne sentent pas leur glacer le corps, qui dure ou s'évanouit sans traces. Ce qu'on appelle le baby-blues, il me semble que c'est ça :

______

1. C. Laurens, *Philippe*, Paris, POL, 1995.

le prolongement de ce moment infime où l'on n'a plus envie de donner – ni la vie à l'enfant, ni l'enfant à l'homme aimé (« elle lui a donné un enfant », phrase impossible) –, où l'on ne peut plus qu'abandonner. Le 7 février 1994, j'ai abandonné Philippe. Je le sais, comme j'entends encore cette femme qui, accouchant une heure avant moi dans la pièce voisine, hurlait : « Je n'en veux plus. » Au cœur de la fatigue, de l'angoisse et de la douleur, j'ai éprouvé violemment cette force de mort. J'ai laissé tomber : certitude indicible et d'autant plus absolue que j'ai éprouvé le même sentiment lorsque Aube est née, par césarienne, le 24 juin 1995 : soudain, elle a été là, et pendant plusieurs mois j'ai lutté contre une grave dépression, contre l'envie de fuir, de l'abandonner, d'abandonner ; puisque j'avais enfin donné la vie, je ne pouvais que mourir moi-même. C'était dans mon esprit bouleversé la seule alternative : l'enfant ou moi, sa vie ou la mienne. La première fois, Philippe était mort, j'avais survécu, il fallait donc que ce soit l'inverse, je ne pouvais pas à la fois donner la vie et la garder. De cette culpabilité de vivre, j'ai mis longtemps à me défaire, comme Fabienne qui s'est torturée avec le reproche de ne pas avoir été une mère parfaite :

> « Je n'ai pas été cette mère-là, du sacrifice et de l'amour éperdu. J'ai été celle de l'avortement thérapeutique, celle qui a avalé les cachets, celle qui a accepté les perfusions fatales. » « J'ai courbé le dos. J'ai lâché prise. »

C'est comme si, à un moment infime, s'était éteinte la vigilance d'amour, la lampe maternelle, et que dans cette brève obscurité la mort se soit glissée ; c'est comme si nous, mères de bébés décédés, avions échoué à repousser la mort, à donner la vie. Il faut du temps pour comprendre que la mort, pas plus que la vie, n'exclut l'amour, et qu'être mère d'un enfant mort, c'est tout de même être mère, mère aimante, et pouvoir l'être encore pour d'autres enfants.

Plusieurs des femmes qui ont correspondu avec moi après avoir lu *Philippe* ont commencé à écrire, à plonger dans l'écriture, peu après la mort de leur enfant. Ce n'est pas un hasard.

Les mots leur étaient devenus essentiels – pour libérer une part de leur souffrance en la disant, bien sûr, mais aussi et d'abord, je crois, pour *fixer* le nom de leur bébé sur le papier, et plus sûrement encore si elles n'avaient pu le faire à l'état civil. À la fin de mon récit, Fabienne scande le prénom de son petit garçon : « Il s'appelle Benoît. Il s'appelle Benoît. »

Pour moi, Philippe n'est devenu vraiment Philippe, avec son identité propre, sa réalité individuelle et incontestable, que lorsque j'ai écrit son nom. Ce nom est sur la couverture de mon livre, ce livre est toujours près de moi. Je l'ai écrit pour que tous, même ceux qui n'ont pas vu Philippe, le reconnaissent, reconnaissent sa naissance, reconnaissent son être dans ce corps de mots. Les mots ne comblent rien, c'est vrai, mais ils accueillent : j'ai lutté contre leur dureté et ils m'ont aidée, je les ai sentis s'attendrir, se creuser comme de la craie, et j'ai pu y coucher Philippe. J'ai eu cette chance.

On peut mourir avant de naître, mais on ne peut pas mourir avant d'être : seuls meurent ceux qui sont. C'est pourquoi il faut reconnaître à part entière les bébés morts : les reconnaître en actes et en mots. Alors seulement, on peut accepter leur mort. Alors seulement on peut accepter la vie à venir, l'aube de la vie.

Camille LAURENS

MOURIR AVANT DE N'ÊTRE ?
ASPECTS ÉTHIQUES

Mourir avant de n'être peut paraître un thème incongru à plus d'un titre car une maternité est considérée comme un lieu de naissance, de vie, et non de mort.

N'être ou naître

Peut-on envisager l'un sans l'autre ? Naître ou n'être. On ne peut naître de rien, mais quand se constitue l'être ?

Sans naissance, pas d'existence juridique, sociale ou administrative, mais avant la naissance il y a déjà une existence, une présence dans le cœur de celle qui porte cette promesse, et l'expérience prouve qu'il n'y a pas de parallélisme entre l'intensité de ce sentiment et le développement anatomique du fœtus.

Au fil du temps, le corps de l'enfant se concrétise, s'amplifie, prend une place réelle mais, lorsque le désir d'enfant n'est pas exaucé, la souffrance qu'entraîne sa perte n'est pas liée au stade de développement physique de cet enfant. Une fausse couche très précoce que l'on ne peut anatomiquement identifier peut être vécue de façon extrêmement douloureuse. Et que dire des échecs de fécondation *in vitro* vécus comme la perte d'un enfant alors que ce n'est qu'un chiffre de bêta-hCG qui n'apparaît pas sur une feuille de laboratoire ou bien une courbe hormonale qui stagne et qui s'effondre ?

Le décalage entre ce qui est ressenti et ce qui existe concrètement dans l'utérus est à prendre en compte.

Cet être qui se transforme insensiblement d'embryon en fœtus, en infant puis en enfant passe par des seuils qui servent de repères juridiques : douze semaines d'aménorrhée, vingt-deux semaines d'aménorrhée, vingt-huit semaines d'aménorrhée ou cent quatre-vingts jours.

Douze semaines d'aménorrhée c'est la limite autorisée par la loi de 1975 en cas d'interruption volontaire de grossesse pour détresse maternelle.

Vingt-deux semaines d'aménorrhée déterminent selon l'Organisation mondiale de la santé la période de viabilité et autorise à faire, s'il naît vivant avant cette date, une déclaration d'acte d'enfant né sans vie (art. 119-1 du Code civil).

Vingt-huit semaines d'aménorrhée ou cent quatre-vingts jours est la date au-delà de laquelle, s'il est né mort, il sera également déclaré enfant sans vie (circulaire du 24 mars 1993) ; en deçà de cette date il ne sera « rien » ou « qualité de débris ». Seul l'article 462, chapitre VI du Code de l'état civil, évoque un registre de déclarations des embryons dont la tenue dépend d'une circulaire préfectorale.

Ainsi, tout enfant né n'a pas acquis son être. Celui-ci dépend de deux facteurs, la date qui sépare sa naissance de sa conception et s'il a été vivant ou non à l'instant de sa sortie du ventre maternel.

Quelques jours séparent celui qui n'est « rien »,

« innommé », qualifié de « débris humains », de celui qui sera une personnalité juridique et sociale reconnue. Le statut de personne humaine est donc extrêmement flou à l'aube de la période de viabilité (vingt-deux semaines).

Qu'en est-il à l'étape de formation de l'embryon ? Quand la personne humaine se constitue-t-elle ? Le débat se poursuit car la notion de potentialité de personne qui a été évoquée dès la conception de l'embryon humain n'est pas reconnue de façon unanime. En effet, à ce stade, l'embryon peut se diviser et donner lieu à deux embryons donc deux futures personnes, ou bien dégénérer et n'être qu'un amas de cellules tumorales. Peut-on parler de préembryon à ce stade comme le font les Anglo-Saxons ? Peut-on attendre l'implantation de celui-ci pour décréter le seuil où sa potentialité de personne est reconnue ? Doit-on attendre un peu plus tard que le système nerveux et le cortex cérébral soient identifiés ?

Les questionnements du tout début de la formation de l'être humain se retrouvent un peu plus tard autour de la période de viabilité lorsqu'il s'agit de définir la personnalité juridique en fonction du moment de sa mort. Les difficultés de définition de la personne au cours de cette période font que l'on bascule facilement de l'être au néant.

Certes, l'être se constitue sans discontinuité, mais les médecins savent que l'ontogenèse nécessite plusieurs passages obligés : implantation, développement du système nerveux et surtout viabilité. Cependant, ils savent également que ce qui compte c'est l'intention : l'intention de donner vie. L'intensité de ce sentiment qui habite la femme qui porte l'embryon ou le fœtus désiré est immense. Ce sentiment peut être présent dès la conception, dès les premiers signes biologiques, et c'est la force de ce sentiment qui explique le poids du deuil lorsque ce projet vient à avorter, quel que soit le moment de la perte.

Une confrontation quotidienne

Les progrès de l'obstétrique et de la néonatologie ont abaissé les taux de mortalité périnatale, du moins dans les pays développés. Le développement de la contraception fait que, dès les prémices du désir d'enfant, la concrétisation est attendue. À l'époque de la médiatisation du développement de la procréation médicalement assistée, tout échec de la reproduction devient incompréhensible, et pourtant il ne faut pas oublier qu'il y a dix à quinze pour cent de fausses couches, dix pour cent d'interruptions de grossesse pour raison médicale, psychologique ou sociale, encore quelques pourcentages de réductions embryonnaires, trois pour cent de grossesses extra-utérines, et parfois des morts fœtales *in utero*. Si l'on additionne toutes ces pertes fœtales, qu'elles soient précoces ou tardives, on se rend compte que les pertes périnatales avoisinent les trente pour cent. C'est-à-dire qu'une femme sur quatre qui consulte dans une maternité consulte pour perte de son désir d'enfant. La perte de la grossesse est donc, et de loin, la complication la plus fréquente de celle-ci. Ce deuil périnatal qui a donc du mal à se faire laisse des séquelles souvent importantes chez les mères, les couples, les familles, avec une fréquence encore mal connue, et dont nous percevons un peu mieux aujourd'hui les dégâts psychologiques possibles, sans doute parce que notre écoute est différente.

Un deuil peut également entacher la période de la grossesse : mort d'un proche, mort d'un mari, ce qui de façon exacerbée renforce le couple vie-mort.

Parfois la grossesse est une réponse à la perte d'un

enfant précédent. Ainsi, au fur et à mesure, nous prenons en compte la place occulte mais bien présente de la mort en maternité.

Dans le monde médical, la mort est vécue comme un échec autant par le soignant que par le patient, tant notre désir est grand de voir reculer les limites de la vie.

Il faut donc beaucoup d'énergie pour aborder la mort qui nous fait si peur. Le premier mouvement est de se protéger, d'évacuer, de fuir ce thème, mais on ne peut évacuer les émotions et il nous faut faire un travail sur nous-mêmes afin de pouvoir faire front et apporter l'aide et le réconfort réclamés par nos patientes.

Naissance matérialisée, décès sans corps

La loi 093-2 du 8 janvier 1993, modifiant le Code civil, relatif à l'état civil, à la famille et aux droits de l'enfant et instituant le juge aux affaires familiales, a apporté des modifications importantes en ce qui concerne l'enregistrement à l'état civil des enfants nés vivants et décédés avant la déclaration de naissance.

La circulaire n° 50 du 22 juillet 1993 précise que le seuil de viabilité à retenir comme limite basse d'enregistrement des enfants nés vivants le terme de vingt-deux semaines d'aménorrhée ou un poids de cinq cents grammes, à l'exclusion de tout autre critère, en particulier des malformations.

SUR LE PLAN PRATIQUE

1. Lorsque l'enfant est né vivant

Si le terme est supérieur à vingt-deux semaines d'aménorrhée ou si le poids est supérieur à cinq cents grammes, un certificat médical d'enfant né *vivant et viable* rédigé par le médecin précisera le jour et l'heure de la naissance et de son décès. *Il sera alors dressé un acte de naissance et un acte de décès.*

Si le terme est inférieur à vingt-deux semaines d'aménorrhée, ou si l'enfant pèse moins de cinq cents grammes, un certificat médical d'enfant né *vivant et non viable* permettra de dresser *un acte d'enfant sans vie.*

2. Lorsque l'enfant est mort dès la naissance

Lorsque l'enfant est mort-né après une gestation de plus de cent quatre-vingts jours, il sera dressé *un acte d'enfant sans vie.*

Lorsque l'enfant est mort-né avant une gestation de moins de cent quatre-vingts jours, il n'a aucune existence légale, aucun acte d'état civil ne peut être effectué. Il est qualifié de « débris humains », de « chose », de « produit innomé ».

Seul l'article 462 du Code civil précise qu'il peut faire l'objet d'une déclaration administrative transcrite sur un registre de police où sont notés les avortements survenus à partir de six semaines de gestation.

Ainsi trois possibilités :

– *Un acte de naissance et un acte de décès* qui lui confèrent une personnalité juridique à part entière.

– *Un acte d'enfant sans vie* qui lui confère une certaine place administrative et à ses parents certains droits sociaux. Cependant, il n'est pas une personne au sens juridique du terme (les droits de filiation, donation, succession ne peuvent s'exercer, l'homme n'apparaît pas en tant que père sur l'acte, l'autorisation parentale d'autopsie n'est pas nécessaire, ses funérailles ne sont pas obligatoires).

– *Une absence d'acte,* ce qui signifie sa non-reconnaissance (c'est une chose, un produit innomé, un déchet). L'avortement pouvant être consigné sur un registre de police.

Ainsi, si à la naissance avant vingt-huit semaines (cent quatre-vingts jours) le nouveau-né émet un semblant de souffle, un gasp, un battement cardiaque, ne serait-ce qu'une seconde, il échappe au *néant*. Il obtient une reconnaissance (soit acte de naissance et acte de décès après vingt-deux semaines, soit acte d'enfant sans vie avant vingt-deux semaines).

S'il est mort-né, il n'échappera à sa réification que s'il naît après vingt-huit semaines (acte d'enfant sans vie) ; avant, il ne sera *rien*, sans définition en dehors du registre des avortements.

Ainsi à une étape de son développement entre vingt-deux et vingt-huit semaines, le corps de ce fœtus mort sera considéré comme *rien* ou comme une ébauche de personne administrative à défaut d'être juridique selon que le médecin aura perçu un souffle de vie. Alors le fœtus est entre chose et personne ?

Nous étions habitués à débattre autour de ce thème au commencement de l'existence embryonnaire. Le Comité national d'éthique a proposé la notion de potentialité de personne pour l'embryon de quelques jours, se dégageant de ceux qui le considèrent comme une personne humaine dès la fécondation, de ceux qui ne le considèrent pas comme une personne à ce stade.

L'étude du statut du fœtus autour de la période de viabilité fait prendre conscience que la potentialité de personne se poursuit bien plus longtemps que la période préimplantatoire et que l'acquisition (juridique de la notion de personne) est soumise à de nombreux aléas.

C'est la crainte de la réification de l'embryon conçu *in vitro* qui a permis de développer cette notion de personne potentielle.

Mais n'assiste-t-on pas à une contradiction importante ? En voulant éviter de chosifier l'embryon d'un dixième de millimètre (par crainte d'autoriser éthiquement l'avortement), on ne réagit pas à l'appellation de débris humains pour des corps d'enfants jusqu'à vingt-huit semaines.

La destruction d'embryons humains cryopréservés au stade de zygote, hors de tout projet parental, est-elle plus troublante que cette situation ?

Et cette impossibilité qu'a la société de trancher entre le statut de chose ou de personne à ce stade de la vie fœtale ne renvoie-t-elle pas à l'impossibilité de définir un statut de l'embryon à son stade le plus précoce ? Car reconnaître le statut (juridique) de personne à toute perte fœtale quel que soit son terme aboutirait à reconnaître comme personne tout produit de fausse couche, tout produit de grossesse extra-utérine, etc.

La législation n'oblige à aucune demande parentale d'autorisation en cas d'autopsie mais elle rend impossible de procéder à une recherche sur l'embryon de deux jours, même si celui-ci doit être détruit, car hors de tout projet parental. En effet, la loi du 2 juillet 1994 autorise la destruction d'embryons congelés depuis plus de cinq ans et même si les géniteurs ont donné leur accord pour la réalisation d'une étude scientifique lors de cette destruction de leur embryon.

Ainsi, entre cette défense passionnée de l'embryon âgé de deux jours et la quasi-occultation de cette « chosification légale » du fœtus âgé de plusieurs mois, mort-né avant vingt-huit semaines, il y a une véritable contradiction éthique.

La notion de personne à l'étape embryonnaire et fœtale a suscité de nombreux débats d'ordres théologique, philosophique et scientifique.

D'ordre théologique car les discussions sur le moment où l'âme était insufflée au corps ont eu lieu depuis la période patristique où Grégoire de Nysse puis Maxime le Confesseur ont argumenté pour l'animation immédiate de l'embryon. Plus tard, au

XIIIe siècle, saint Thomas d'Aquin a défendu l'inverse :
la thèse de l'animation différée.

Pour les partisans de l'animation différée, un
chiffre revient sans cesse : quarante jours, comme
seuil de l'animation. Ce chiffre était déjà mentionné
dans le Talmud [1] et il a été repris dans le Coran [2].

Ces positions concernant l'animation retardée ont
été remises à l'ordre du jour par certains prêtres
anglo-saxons plus contemporains (P. Ramsey, B. Hae-
ring), ce qui relance en permanence le problème de la
définition de la personne dans les débats éthiques.

On constate que les débats actuels occultent
étrangement cette situation très officielle, où le fœtus
est juridiquement considéré comme une *chose* alors
que nous sommes bien loin du stade embryonnaire de
l'homme que France Quéré appelait « le grumeau de
cellule ».

Face à cette contradiction et à ce doute, n'y a-t-il
pas lieu de considérer comme primordial le fait que
l'embryon ou le fœtus soit une personne à partir du
moment où il est porté par un projet parental ? La
reconnaissance de la personne peut être subordonnée
à des critères purement biologiques, philosophiques
ou religieux selon les convictions et les certitudes de
chacun, mais elle est en tout cas manifestement évidente dans l'amour porté par une mère, par un couple,
à son enfant à venir.

N'est-ce pas le regard de la femme porté vers
l'embryon ou le fœtus qui doit guider notre attitude ?
Car, pour un embryon ou un fœtus de même âge ges-
tationnel, il peut y avoir un refus ou une acceptation
de celui-ci, et notre rôle de médecin sera bien souvent
d'accompagner ce refus ou cette acceptation.

Nous n'abordons pas ici la situation du projet

---

1. Talmud, TB Nida 30b.
2. Coran 23-12, Ac muminum.

d'enfant au cours d'une demande d'interruption volontaire de grossesse, ou de demande d'interruption médicale de grossesse, ou encore d'un abandon du projet parental au cours d'une fécondation *in vitro* ayant permis l'obtention d'embryons congelés.

Nous abordons les situations où s'était clairement manifesté un désir positif d'enfant et où la perte de cette promesse vient endeuiller d'autant plus durement que l'espoir était grand.

Je distinguerais volontiers la situation où le corps a une certaine matérialité et la situation où il n'en a pas.

LE CORPS DE L'ENFANT A UNE MATÉRIALITÉ

Nous avons vu les limites de la loi pour une reconnaissance juridique de cet enfant.

Gageons que depuis 1993 beaucoup de médecins auront vu des signes de vie précédant la mort, surtout si la reconnaissance juridique de l'enfant est perçue comme un élément important de la reconstruction psychique de la mère et du couple.

Tant pis pour les données épidémiologiques, mais, si la reconnaissance de l'enfant dans l'arbre généalogique, dans l'histoire familiale et personnelle, nécessite qu'il ait manifesté des signes de vie avant de mourir, il y en aura peut-être plus qu'auparavant afin d'éviter de le « néantiser », de le « chosifier » pour ses propres procréateurs.

Tous les orateurs de cette journée ont insisté sur les mécanismes du deuil, la nécessité de proposer, sans imposer, la vision du corps, ou en tout cas de pouvoir en conserver une image photographique.

Beaucoup de chemin reste à faire, mais la voie est tracée et il faut s'appuyer sur les expériences pilotes de certaines équipes pour améliorer notre savoir-faire.

LE PROJET D'ENFANT SANS MATÉRIALITÉ

Je voudrais insister sur les situations de deuil sans matérialité du corps (fausse couche, grossesse extra-utérine, réduction embryonnaire, échec de transfert embryonnaire au cours d'une procréation médicalement assistée).

Il ne faut pas sous-estimer le deuil de ces situations, d'autant plus difficiles à gérer qu'aucune représentation n'existe, excluant toute cérémonie, toute possibilité de recueillement, tout travail de deuil, substrat au travail de deuil car la mort n'est pas identifiée, et il n'y a pas de socialisation de l'événement.

Dans l'accueil des femmes faisant une fausse couche en particulier, on doit prendre en compte cette dimension émotionnelle dans notre conduite médicale. Ce n'est pas parce qu'il n'y a pas grand-chose à faire dans la majorité des cas, si ce n'est d'attendre l'évacuation utérine, qu'il ne faut pas prendre en considération cette femme avec toute l'attention et toute l'écoute nécessaire, et lui accorder du temps et encore du temps.

Même lorsqu'il y a des gestes à faire : aspiration, cœlioscopie pour grossesse extra-utérine, notre rôle de médecin n'est pas que technique, il y a, là aussi, une dimension d'accompagnement pour parler des conséquences psychologiques de cette perte d'espoir.

Quant aux échecs de transfert d'embryons après procréation médicalement assistée, nous sommes certes dans l'infiniment petit du projet d'enfant, mais dans l'infiniment grand du projet d'espoir. La femme rentrée chez elle, l'incertitude du résultat accentue la fragilité du moment lorsque tombera le verdict biologique. Là encore, les patientes nous rapportent leur solitude, leur perte de repères et le besoin d'avoir une écoute à ce moment-là.

En conclusion

L'incertitude sur le moment d'apparition de la personne humaine demeure.

La loi de 1993, paradoxalement, amplifie la distinction entre la personne juridique et la « chose », l'« innomé ».

Face à ces débats, présents au cours de la période embryonnaire, comme au cours de la période fœtale, il me paraît important d'insister sur l'existence ou non du projet d'enfant, sur son enracinement, sa pertinence, car en définitive c'est le désir d'enfant qui fonde la notion de personne aux stades initiaux de l'existence. La confusion éthique et juridique perdure entre chose et personne.

Nous commençons à peine à aborder une conduite qui n'évite pas la confrontation avec la mort en cas de perte d'enfant avec matérialité du corps, il faut également nous pencher sur les situations où ce projet d'enfant n'est resté qu'à l'état de balbutiements, où il n'existe aucune représentation matérielle de celui-ci. Le désir d'enfant n'est certes pas une maladie, mais ce peut être une grande souffrance lorsqu'il n'est pas exaucé.

René FRYDMAN

L'ENFANT MORT EN MATERNITÉ :
LES RITES D'ACCOMPAGNEMENT
DE L'ÉCHOGRAPHIE AUX FUNÉRAILLES

Depuis la seconde moitié de ce siècle, la médicalisation de l'accouchement et son déroulement en milieu hospitalier se sont généralisés. Cela a permis de diminuer considérablement la mortalité des mères et des enfants [1] mais a eu également pour effet d'éloigner du cadre familial l'événement que constitue une naissance.

Si depuis cette époque la Maternité est devenue un lieu où habituellement les femmes viennent donner la vie, la mort d'un enfant n'y est pas rare, surtout dans les grands centres hospitaliers (en moyenne quatre fois par semaine dans notre Maternité où se produisent un peu plus de quatre mille accouchements par an). L'équipe obstétricale doit donc régulièrement accompagner des parents confrontés au décès de leur enfant survenu *in utero*, ou rapidement après sa naissance.

Jusque dans les années quatre-vingt, une véritable

---

1. B. Blondel, G. Bréart, « Mortalité fœto-infantile. Évolution, causes et méthodes d'analyse », *Encyclopédie médico-chirurgicale, Paris*, Éditions Techniques, 1990, p. 1-11.

« conspiration du silence » s'était installée [1] autour des accouchements d'enfants morts ou qui allaient mourir. Les soignants pensaient protéger les parents d'une trop grande souffrance, et probablement s'épargnaient ainsi d'être confrontés à la réalité de la mort à laquelle leur formation ne les avait pas du tout préparés. Au cours des dix dernières années, des travaux sur le deuil [2], notamment de psychiatres anglo-saxons, ont amené des équipes de Maternités à changer leurs pratiques. Dans notre équipe, l'accompagnement est le fruit de plusieurs années d'expérience et de réflexion sur nos pratiques qui se sont progressivement modifiées, en particulier à partir d'une enquête [3] réalisée en 1992 sur le vécu par les femmes de leur interruption médicale de grossesse [4], d'un travail d'éthique sur la considération des soignants de Maternité vis-à-vis de l'enfant mort-né [5], et de témoignages spontanés de couples.

1. P. Rousseau, « Psychopathologie et accompagnement du deuil périnatal », *J. Gynécol. Obstét. Biol. Reprod.*, 1988, n° 17, p. 285-294.

2. J. Cullberg, « Reactions to perinatal mortality, I Psychic sequelae in the woman », *Lakartidningen*, 1966, n° 63, p. 4065-4068.

3. L'enquête sur le vécu maternel d'une interruption médicale de grossesse, un an après, a été financée par la DRASS du Nord-Pas-de-Calais. Nous remercions vivement les personnes qui ont participé à ce travail (A.-S. Valat, M. Dumoulin, V. Bitouzé, M.-B. Dehouck, M.-H. Depoortere, F. Puech). Nous remercions également le personnel soignant et administratif de la maternité Jeanne-de-Flandre qui travaille avec nous dans l'accompagnement des couples, ainsi que les femmes qui ont bien voulu donner leur témoignage et, par là même, un sens à ce travail.

4. A.-S. Valat, M. Dumoulin, V. Bitouzé, M.-B. Dehouck, M.-H. Depoortere, F. Puech, « L'interruption médicale de grossesse : du vécu des femmes à la pratique obstétricale », communication aux XXIV° Journées nationales de la Société de médecine périnatale, Vittel, 27-28 octobre 1994.

5. M. Dumoulin, A.-F. Bontemps, N. Leroux, F. Puech, J. Léonardelli, « Le mort-né et les soignants de maternité : le mort-né est-il considéré comme une personne humaine ? », *Journal international de bioéthique*, avril 1996 ; M. Dumoulin, « Le mort-né

Actuellement, l'accompagnement [1] lors d'un décès périnatal est au contraire destiné à donner une réalité à l'enfant décédé et à l'inscrire dans l'histoire de sa famille pour permettre aux parents de mieux s'en séparer et d'entamer leur deuil. Il implique, pour les parents et les soignants, de s'occuper du corps de l'enfant et de l'accompagner jusqu'au bout selon un rituel propre à chacun, réinventé ou retrouvé.

L'enfant mort en Maternité : la réalité médicale

Le décès d'un enfant en Maternité peut survenir soit avant sa naissance dans le ventre de sa mère, soit rapidement après l'accouchement. Qu'elle se produise *in utero* ou juste après la naissance, la mort peut être spontanée ou provoquée. Quand elle est spontanée, l'enfant meurt du fait soit de sa très grande prématurité, soit d'une maladie ou d'une malformation létales. Quand elle est provoquée, il s'agit d'une interruption volontaire de grossesse d'indication médicale (IMG), légalisée par la loi Neyrinck (1975), réalisée le plus souvent pour une indication fœtale à la suite d'un diagnostic anténatal de malformation ou de maladie grave du fœtus. La mort de l'enfant survient alors, soit par suite de l'accouchement provoqué d'un fœtus non viable car prématurissime ou atteint d'une pathologie létale, soit après arrêt provoqué *in utero* de la vie fœtale pour des diagnostics tardifs.

------

est-il considéré comme une personne humaine par les soignants de maternité ? », DEA d'éthique médicale et biologique, 1994, université René-Descartes-Paris-V.

1. A.-S. Valat, M. Dumoulin, N. Mulliez, G. Delaisi de Parseval, « Le Deuil périnatal, I L'Obstétricien et l'accompagnement de la mort périnatale, II L'Enfant mort en maternité, aspects juridiques et sociaux, III Apport de la fœtopathologie, IV Le Deuil périnatal et le psychanalyste », *Abstract Gynéco.*, avril-mai 1996, n° 163, p. 16-29 et n° 164, p. 33-39.

Mais, quelles que soient les circonstances du décès, les techniques nouvelles de la médecine fœtale et notamment l'échographie anténatale ont permis de visualiser le fœtus et lui ont déjà donné, avant même sa naissance, une réalité aux yeux de ses parents et des soignants.

L'ANNONCE DU DIAGNOSTIC

Au moment de l'annonce, par l'obstétricien ou la sage-femme, de la mort spontanée d'un fœtus *in utero*, c'est le choc en raison de la brutalité de la survenue de l'événement obstétrical chez un couple qui n'y est en général pas préparé. Cette brutalité entraîne incrédulité et culpabilité :

> « La perte de mes petites filles fut violente. Alors qu'à aucun moment je n'imaginais qu'elles allaient quitter mon ventre pour s'éteindre, c'est arrivé, sans prévenir, me laissant un ventre plat et une douleur immense indescriptible. » (Mme B., décès spontané de jumelles à cinq mois de grossesse en 1995.)

L'obstétricien doit alors aider le couple à admettre la réalité et à restaurer l'existence d'un enfant mort qu'il va falloir mettre au monde.

Dans le cas du diagnostic anténatal, c'est l'annonce de la maladie ou de la malformation qui va entraîner l'état de choc chez la mère qui souvent se perçoit alors immédiatement comme porteuse « non plus d'un enfant mais d'un monstre » :

> « Ça a vraiment été le choc cette échographie, vraiment le choc... On passe une grossesse sans histoire, tout va bien, le bonheur, et puis tout d'un coup... Tout de suite on a l'impression de porter quelque chose de monstrueux, et ça c'est une peur terrible, j'avais peur de ce ventre, je le regardais avec horreur. C'était terrible de le sentir bouger... et puis la sensation de porter

un être monstrueux, ça fait une peur terrible... » (Mme A., IMG à cinq mois de grossesse en 1992.)

La mère vit aussi, souvent, l'annonce du diagnostic de la maladie ou de la malformation graves de son enfant comme une disparition immédiate du bébé : « On n'a plus d'enfant », a dit l'une d'elles à son mari après l'échographie. Il s'agit donc pour le médecin, dès l'annonce, de restaurer d'emblée l'existence d'un enfant et de ses parents en parlant de lui comme d'un enfant porteur d'une maladie ou d'une malformation, et non comme par exemple d'« un anencéphale » ou d'une autre malformation.

Après l'annonce de la mort *in utero* ou de la malformation ou maladie du fœtus, la plupart des parents sont demandeurs d'« un coup de baguette magique réparateur » enlevant le bébé et par là même la douleur :

> « Je pensais qu'on allait m'endormir en arrivant, qu'on allait me faire une césarienne ou je sais pas quoi, qu'on allait enlever le bébé, que c'était fini, qu'on n'en parlait plus. » (Mme C., IMG à cinq mois de grossesse en 1992.)

> « À ce moment-là, je n'avais plus qu'une hâte, c'était d'évacuer, qu'on n'en parle plus.... Je n'avais qu'une envie, c'était de ne plus le porter, que cela soit réglé. » (Mme A., IMG à quatre mois de grossesse en 1992.)

En cas de découverte d'une mort *in utero*, l'accouchement n'est pas une urgence horaire et un temps de pause est souvent nécessaire pour permettre aux parents de réaliser ce qui leur arrive.

Dans le cas d'un diagnostic anténatal d'une maladie ou d'une malformation du fœtus, il est capital après l'annonce que parents et médecins sachent s'imposer un temps pour respecter les étapes indispensables avant toute prise de décision (poursuite ou interruption de la grossesse). C'est le temps de réalisation d'un bilan médical complet afin d'aboutir au diagnostic et préciser le pronostic, puis le temps de réflexion pour les parents avant la prise d'une décision.

> « Entre le moment du doute et le moment où l'on va pouvoir donner le diagnostic et avoir les résultats, il faudrait que cela soit le plus court possible... Pas trop court non plus, parce que, du jour au lendemain, on ne peut pas s'habituer à cette idée-là... Il faut une période. » (Mme C., IMG à cinq mois de grossesse en 1992.)

Le couple a besoin de certitudes pour ensuite ne pas avoir de doute sur la justesse de son choix. En effet, quand le doute subsiste, il ne peut qu'accentuer le sentiment de culpabilité après l'interruption de grossesse.

> « J'avais un doute... Et d'ailleurs j'ai toujours un doute [un an après]. Elle était si jolie. » (Mme Le., IMG pour trisomie 21 à quatre mois et demi de grossesse en 1992.)

C'est pourtant au couple, soutenu par les médecins, que revient finalement la décision d'interruption de la grossesse :

> « Nous avons été sensibles au fait d'avoir été toujours bien informés et accompagnés tout au long de ce difficile parcours. Nous pensons, très sincèrement, grâce à cela, avoir pu jouer notre rôle de parents, accompagner notre enfant dans cette mort que nous avons choisie pour lui. Cela n'enlève pas la peine – il faut bien la vivre –, mais cela nous a permis de choisir en connaissance de cause, de faire nôtre et d'assumer

cette décision et très certainement de la vivre moins douloureusement. Jamais votre équipe ne s'est substituée à nous, jamais elle ne nous a jugés, toujours elle a été à nos côtés. » (M. et Mme C., IMG pour trisomie 21 à quatre mois et demi de grossesse en 1996.)

Ce temps de réflexion est parfois demandé spontanément par les parents :

« C'était à peu près une semaine avant la fête des mères, alors j'ai dit au médecin : " Si cela ne vous ennuie pas d'attendre la fête des mères, parce que je vais rentrer en Maternité le week-end de la fête des mères... C'est trop de douleurs en même temps, c'est un gros choc... " » (Mme La., IMG pour nanisme à cinq mois de grossesse en 1992.)

Ce délai de réflexion, dont la durée est adaptée à chaque couple, ne doit cependant pas être vécu par les parents dans la solitude et l'abandon.

« Il [le médecin] nous a laissés sans nous expliquer ce qui allait se produire ; nous on aurait voulu tout au moins savoir les conséquences, si on allait faire des examens complémentaires pour voir... Tandis que là il nous a vraiment laissés tomber. J'avais comme l'impression d'être abandonnée... Et puis on a toujours l'impression d'être seule au monde à avoir un problème dans ce cas-là... Le plus gros problème qui se pose moralement c'est de se dire... on tue son enfant, c'est ça, c'est vrai que c'est très dur. » (Mme We., IMG à quatre mois et demi de grossesse en 1992.)

Il implique un soutien par l'obstétricien référent en liaison avec le médecin traitant et/ou tout autre intervenant choisi par les parents, et parfois un soutien psychologique spécialisé, peu souvent demandé à ce stade par les parents, dans notre expérience.

L'HOSPITALISATION AVANT L'ACCOUCHEMENT

Avant tout, il s'agit pour l'équipe soignante de préparer le couple à l'accouchement et à la naissance d'un enfant.

Dans notre Maternité, l'hospitalisation des mères pour interruption spontanée ou provoquée de grossesse se fait dans le service de pathologie maternelle et fœtale plutôt qu'en service de gynécologie. En effet, en gynécologie, ce sont les pathologies gynécologiques médicales et chirurgicales des femmes qui sont traitées et non celles des mères, les hommes y étant accueillis en tant que conjoints et non comme pères [1].

Lors de l'hospitalisation avant l'accouchement, l'obstétricien ou la sage-femme doit penser à expliquer de façon claire au couple, en particulier s'il s'agit d'un premier enfant, le déroulement obstétrical. Il s'agit de préparer les femmes à cet accouchement singulier d'enfant très prématuré ou malformé, mort ou qui va mourir, et d'atténuer l'angoisse toujours présente. Il faut prendre le temps de parler des différentes possibilités d'anesthésie. L'analgésie péridurale nous semble souhaitable, mais n'est pas incompatible avec la réalisation d'une anesthésie générale lors de l'accouchement si la femme le désire.

Cette période avant l'accouchement est un temps privilégié pour parler de l'enfant et de son accueil à la naissance afin d'envisager son aspect qui peut être préoccupant pour les parents :

> « J'avais le refus de voir un enfant qui n'était pas fini, je n'imaginais pas comment il pouvait être... Nous, on ne s'imagine pas ce qu'on va avoir comme enfant. Et tout le monde a la même réaction. » (Mme Le., IMG à six mois de grossesse en 1992.)

---

1. M. Dumoulin, DEA cité.

Pour évoquer son état possible à la naissance (mort ou vie brève) :

> « On ne m'avait pas donné l'espérance d'une mort, je m'attendais à avoir mon enfant, j'avais tout préparé, tout était nettoyé, tout était là. C'est pour ça que, quand on m'a annoncé que l'enfant était mort, ça m'a fait un rude choc. » (Mme H., IMG à cinq mois de grossesse en 1992.)

Pour demander le prénom prévu ou proposer d'en rechercher un pour l'inscrire sur le bracelet de naissance, pour prévoir des habits.

Avant l'accouchement, le soignant prévient les parents qu'à la naissance il leur sera proposé de rencontrer leur enfant. Les motifs de cette proposition, qui est présentée comme une possibilité, jamais comme une obligation, sont expliqués au couple. Il est difficile et souvent choquant pour les parents d'aborder ce sujet alors que l'enfant est encore dans le ventre de sa mère. L'expérience nous montre que cette annonce précoce permet au couple de se préparer à la rencontre avec l'enfant qui leur est en général *a priori* impensable au moment de la proposition.

> « Moi, au départ, je ne voulais pas le voir. La première fois qu'on nous a dit : " Vous savez, vous pourrez voir le bébé ", j'ai eu peur parce que, en fait un bébé malformé, on a l'impression qu'il est malformé partout, que c'est un monstre... Donc, avec mon mari, on s'était mis d'accord, lui il voyait le bébé avant moi et si vraiment il était monstrueux, il m'aurait prévenue. » (Mme C., IMG à cinq mois de grossesse en 1992.)

C'est aussi dès ce moment qu'est envisagé avec les parents l'intérêt de l'examen autopsique ou fœtopathologique. Cet examen est présenté aux parents comme une intervention chirurgicale destinée à rechercher la cause de décès en cas de mort spontanée *in utero* ou à compléter le bilan de la malformation diagnostiquée en anténatal. Sa réalisation est respectueuse, l'intégrité physique de l'enfant est préservée et les parents sont informés qu'il leur sera possible de revoir leur enfant après l'examen s'ils le désirent. Cette information permet d'éviter l'émergence des fantasmes parentaux d'enfant « coupé en petits morceaux », « disséqué ». L'examen fœtopathologique contribue à donner une réalité à l'existence de l'enfant : « On ne peut autopsier un rien. » Pour respecter le couple dans sa parentalité, l'autorisation parentale écrite d'autopsie est demandée systématiquement, même si elle n'est pas nécessaire légalement.

Lorsque le déclenchement de l'accouchement est engagé, les soignants doivent savoir rassurer les femmes sur leur propre état de santé, lutter contre le risque de panique sans hésiter à manifester leur humanité. En effet, les femmes nous ont rapporté leur grande angoisse, en particulier leur angoisse de mort, et leurs sentiments de solitude et d'abandon à cette étape de l'interruption de la grossesse avant le passage au bloc obstétrical :

> « Moi j'étais persuadée que j'allais mourir avec le bébé. J'avais pris mes dispositions testamentaires affectives... J'avais très peur qu'il puisse m'arriver quelque chose physiquement, j'avais des idées noires, je pensais à la mort... Je ne pensais pas que c'était possible de me séparer du bébé. Au réveil [après une anesthésie brève au masque], j'avais l'impression que j'étais au paradis, que j'étais morte. » (Mme C., IMG à cinq mois de grossesse en 1992.)

> « J'ai eu peur d'être endormie, j'avais peur de ne pas me réveiller, de mourir... On m'a donné des cachets pour diminuer la douleur, je n'en ai pas voulu, j'avais peur de ne plus me réveiller. » (Mme Lef., IMG à quatre mois et demi de grossesse en 1992.)

L'ACCOUCHEMENT

Le passage au bloc obstétrical n'est qu'un moment dans la prise en charge de ces couples mais c'est un moment capital car c'est celui de la confrontation à la réalité : réalité du diagnostic et réalité du corps de l'enfant. Lorsque la femme passe du service d'hospitalisation au bloc obstétrical, les transmissions entre les équipes soignantes (médecins, sages-femmes) sont indispensables. Elles concernent les informations données au couple et la nature de leurs décisions quant aux modalités d'anesthésie, au désir ou non de voir l'enfant et de lui donner un prénom, à l'accord pour la réalisation de l'examen autopsique. Elles permettent aux soignants de respecter le désir des parents quel que soit le moment de leur intervention et évitent aux femmes d'avoir à « répéter » leur histoire aux divers intervenants.

« Pendant l'hospitalisation pour l'interruption, alors là j'ai vu beaucoup de monde, c'est tombé un week-end. Il y a eu l'anesthésiste, l'interne, un autre médecin, un pédiatre, un autre pédiatre, un autre anesthésiste parce que c'était le changement de garde. Cela fait beaucoup de monde, on répète toujours la même chose, on nous pose beaucoup de questions, j'avais l'impression que je répétais toujours la même chose. » (Mme C., IMG à cinq mois de grossesse en 1992.)

La présentation de l'enfant, si elle est toujours proposée, n'est, pour nous, jamais une obligation. Il faut savoir cependant inciter le couple, de façon parfois répétée, pour qu'il soit soutenu et ose surmonter son angoisse. Parfois, seul un des parents, ou un autre membre de la famille, souhaitera voir l'enfant. Il s'agit d'une présentation « humanisée » d'un fœtus qui devient effectivement un enfant quand il est prénommé, nettoyé, habillé, présenté dans les bras du soignant (obstétricien, pédiatre, sage-femme). Le toucher de l'enfant est favorisé afin d'éviter au couple d'avoir ultérieurement des regrets. Dans ces conditions, il n'y a, dans notre expérience, que peu de limites concernant le terme et l'aspect de l'enfant. C'est un moment d'émotion intense qui nécessite de l'écoute et du respect de la part des soignants. Il faut aussi savoir en prendre le temps. Cette présentation peut se faire au bloc ou plus tard en chambre, en laissant aux couples qui le désirent un temps d'intimité avec leur enfant.

> « Je m'imaginais un petit machin de rien du tout et en fait c'était un bébé fini. Il avait des cheveux noirs, il était très très très beau, et il ressemblait fort à Thomas [frère aîné]. C'était un garçon, alors on l'a nommé Antoine. S'il y a une chose dont je me souviendrai, c'est l'attitude de la sage-femme ; elle était très jeune, mais elle avait ses yeux pleins de tendresse et je me souviens toujours de son regard quand elle est venue apporter le bébé. En plus, elle l'avait habillé, enfin c'était très touchant et puis de le voir, moi j'étais fière de mon bébé. Il était beau, c'était pas un monstre, il était réussi, même que s'il n'avait pas eu ça, il était comme un autre enfant. Je n'ai pas mis au monde un monstre, je voyais donc ce que j'avais fait. On aurait dit qu'il dormait, mais je savais qu'il était mort. » (Mme C., IMG à cinq mois de grossesse en 1992.)

Au bloc obstétrical sont réalisées, en plus des photos destinées au dossier médical, les premières photos instantanées de l'enfant dans sa présentation « humanisée ». Les parents ont été prévenus auparavant de la réalisation de ces photos qui leur sont remises sous enveloppe, s'ils le désirent, ou mises dans les dossiers dans le cas contraire. En effet, l'expérience montre que ces photos, traces immédiatement visibles de l'enfant, ont souvent une grande importance lors de l'hospitalisation après l'accouchement et sont souvent « exposées » ou gardées à portée, sur la tablette de lit :

> « Ils avaient bien fait les choses à la Maternité, on me l'avait habillée et enveloppée dans un lange... Et puis on m'a demandé si je voulais une photo d'elle. Et j'ai aussi dit oui. Regardez comme elle est belle [elle montre la photo]. Ce qui m'a surtout frappée quand je l'ai vue, c'est que c'était un bébé complet, tout bien fini, avec des ongles et beaucoup de cheveux. Il ne lui manquait qu'un peu de poids. » (Mme We., décès néonatal précoce – une demi-heure de vie – à presque six mois de grossesse en 1992.)

> « On ne peut éviter les curiosités malsaines, alors heureusement qu'on a des photos pour prouver qu'on avait bien eu un enfant. » (Mme Le., IMG à six mois de grossesse en 1992.)

APRÈS L'ACCOUCHEMENT

L'hospitalisation après l'accouchement est de durée variable, déterminée par les femmes et souvent assez brève. Elle se fait le plus souvent dans le service de pathologie maternelle et fœtale, où la femme a été accueillie avant la naissance. Exceptionnellement, surtout en cas de décès néonatal précoce de l'enfant, des mères demandent à être hospitalisées en suite de couches. Au cours de ces quelques jours, il convient de préparer le couple au retour au domicile qui se fait sans enfant.

> « En sortant de la Maternité, j'étais complètement effondrée... Je disais à mon mari : " On est rentrés à trois, on ressort à deux... " J'avais l'impression d'avoir laissé une partie de moi-même. » (Mme We., IMG à quatre mois et demi de grossesse en 1992.)

« Il faut se préparer au retour sans un enfant... et puis se préparer au regard des autres, et aussi aux questions... » (Mme Le., IMG à six mois de grossesse en 1992.)

C'est un moment où il nous semble important de proposer systématiquement une consultation psychologique. C'est le temps de la déculpabilisation si les parents n'ont pu ou n'ont pas souhaité voir l'enfant ou les photos. L'équipe soignante peut aussi préparer et aider les parents à l'annonce du décès aux membres de la fratrie, à la famille ou à l'entourage.

« Nous aurions aimé avoir le bonheur de vous annoncer la naissance de notre troisième petit garçon, mais les hasards de la vie en ont décidé autrement... et c'est avec beaucoup de tristesse que nous devons vous apprendre le décès de Louis, le .../.../1996.

Notre souffrance est immense, mais nous savons qu'elle n'est rien à côté de celle que Louis aurait eu à affronter s'il avait vécu...

Et puis un ami nous a dit : la mort est la plus absurde des fins, sans laquelle, pourtant, la vie ne serait pas la vie. C'est parce que la vie a une fin qu'elle prend cette importance, qu'elle mérite notre attention, notre engagement, qu'elle mérite d'être vécue.

Alors, parce que tous les deux on s'aime, parce que Lucas et Paul, nos deux petits soleils, ont besoin de nous, parce qu'on sait que vous êtes là autour de nous... doucement, on reprendra goût à l'aventure de la vie. » (Faire-part de M. et Mme Z., IMG à huit mois de grossesse en 1996.)

Nous avons pu constater, lors de notre enquête en 1993 au domicile des mères, qu'un an après une interruption de grossesse, nombre d'entre elles conservaient précieusement les moindres indices ou preuves d'existence de l'enfant (photos d'échographies accrochées au mur, boucle de cheveux subtilisée, photos du dossier médical destiné au laboratoire d'anatomopathologie...). Afin d'aider à garder des traces de la grossesse, de l'accouchement et de l'enfant, nous remettons désormais le maximum de documents aux parents qui le désirent (compte rendu d'échographies avec photos, certificat d'accouchement même si le terme est précoce, bracelet de naissance de l'enfant...).

Avant la sortie, les coordonnées téléphoniques des différents intervenants sont données au couple, des rendez-vous de consultation sont fixés : consultation avec le médecin obstétricien qui a pris le couple en charge, consultation pour le conseil génétique. Ces consultations permettent d'effectuer l'examen gynécologique, d'évaluer l'état psychologique de la femme en lui donnant des repères concernant l'évolution ultérieure (préparation à des dates d'anniversaire difficiles, au sentiment de solitude prolongée, à des difficultés éventuelles au sein du couple, à la nécessité du temps pour que le travail de deuil s'accomplisse).

« Je n'y pense plus tous les jours comme au début. Au début, il me fallait les photos presque tous les jours. J'étais là-dessus constamment... Maintenant je regarde et c'est tout, je passe. Je ne vais plus au cimetière aussi régulièrement qu'avant... mais bon il est toujours quelque part dans ma tête. Il y a encore des périodes où ça va moins bien... Il y a ce mois d'octobre [mois de l'IMG] qui me fait replonger ; je pleure beaucoup, seule le soir, tranquille, dans mon coin. Et puis, je suis quand même agressive à ce moment-là. » (Un an après..., Mme Le., IMG à six mois de grossesse, en 1992.)

La consultation de conseil génétique est souvent vécue de façon très positive quand elle permet de rassurer et de restaurer l'espoir quant à l'avenir.

> « Mme ... [généticienne] m'a reçue et m'a expliqué que j'avais tant de pourcentages d'avoir un enfant anormal mais aussi tant de pourcentages d'avoir un enfant parfaitement normal ; elle a été très franche, et là, je l'ai crue, j'avais vraiment une grande chance... J'ai fait confiance à cette femme et j'ai dit : bon je vais tenter une nouvelle fois... » (Mme Bo., IMG à quatre mois de grossesse en 1992.)

C'est aussi pendant l'hospitalisation après l'accouchement que l'équipe doit aider les parents à effectuer les formalités administratives et à organiser les funérailles. C'est le temps « du père » et de la famille élargie.

Déclaration à l'état civil, funérailles : le rituel social

L'ENFANT MORT EN MATERNITÉ :
LA RÉALITÉ JURIDIQUE [1]

En matière de déclarations de naissance et de décès, la législation française n'a pas suivi l'évolution des techniques médicales de ces dernières années. Cela explique qu'actuellement encore un grand nombre (plus de trente pour cent) des fœtus nés dans notre pays n'ont pas d'existence juridique ni administrative [2].

La récente modification du Code civil (loi du 8 janvier 1993) a considérablement changé les conditions de déclaration de naissance des enfants nés *vivants* (tableau I). Désormais, depuis 1993, c'est du médecin et non plus de l'officier d'état civil que

---

1. M. Dumoulin, « L'enfant mort en maternité. Ses parents, les médecins, la loi », *Le Diagnostic prénatal. Aspects psychologiques*, Paris, ESF, 1996, p. 93-99.
2. M. Dumoulin, B. Blondel, P. Lequien, « Naître et ne pas être », *J. Gynécol. Obstét. Biol. Reprod.*, 1992, n° 22, p. 385-392.

dépend l'établissement d'un acte de naissance. Cet acte de naissance doit en effet être dressé par l'officier d'état civil au vu d'un certificat médical d'enfant « né vivant et viable ». En pratique, suivant les recommandations de l'Organisation mondiale de la santé de 1977 [1] et les directives du directeur général de la Santé (lettre de juillet 1993), ce certificat doit être établi pour tout enfant né vivant à partir de quatre mois et demi de grossesse ou pesant au moins cinq cents grammes à la naissance, même si l'enfant n'a vécu que quelques minutes, même s'il souffre de malformation ou de pathologie incompatibles avec la vie (la viabilité n'étant entendue qu'en termes de durée de gestation et non d'aptitude à vivre). En l'absence de ce certificat médical, l'officier d'état civil ne pourra établir qu'un acte d'enfant déclaré sans vie, même si l'enfant a vécu. Cette déclaration de naissance d'enfant né vivant (et viable) est obligatoire dans les trois jours suivant la naissance. Son inscription sur le livret de famille est obligatoire (tableau III).

Les modifications des conditions de déclaration de naissance apportées par la loi de 1993 ne concernent pas, par contre, les enfants *mort-nés* (tableau II) pour lesquels le Code Napoléon de 1806 et les instructions générales relatives à l'état civil qui s'y réfèrent [2] restent en vigueur : Quand un enfant naît mort, l'officier d'état civil dressera un acte d'enfant sans vie si la grossesse a duré au moins six mois (cent quatre-vingts jours de gestation dans les textes). Cette déclaration, uniquement à l'état civil décès, est obligatoire, mais, à la différence de celle des enfants nés vivants, aucun délai n'est prévu dans la loi. Elle peut

---

1. Organisation mondiale de la santé, *Classification internationale des maladies. Révision 1975*, Genève, 1977.
2. Instruction générale relative à l'état civil, art. 462, *Journal officiel de la République française*, Paris, 1990, p. 198.

donc être réalisée *a posteriori* plusieurs semaines après la naissance. Aux yeux de la loi, ces enfants sont morts sans jamais être nés. La dotation d'un prénom n'est pas obligatoire. L'enfant figurera, seulement si les parents le souhaitent et le demandent, en partie basse du livret de famille réservée aux décès d'enfants (tableau III). Des familles nous ont rapporté et nous rapportent encore que certains services d'état civil se montrent peu enclins à inscrire les enfants nés sans vie sur les livrets de famille.

> « Quand j'ai été en mairie, ils n'ont pas voulu l'inscrire sur le livret de famille. Ils ont dit : " On n'a pas d'instructions du parquet. " Un médecin a écrit et téléphoné au procureur de la République qui est intervenu tout de suite. La gynécologue a alors fait une lettre pour que l'état civil me l'inscrive sur le livret. Quand je suis retournée à l'état civil, ils ont donc inscrit Lætitia. Ils n'ont pas été très aimables. Leurs yeux disaient : " Oui, bon vous avez gagné, alors on l'inscrit, mais quelle histoire pour pas grand-chose. " Eh bien, ce n'était pas pour gagner que je faisais cela. C'est parce que j'ai accouché d'une fille. Pas d'un rien. » (Mme Wu., décès spontané à six mois de grossesse en 1992.)

Quant aux enfants *mort-nés* dont la gestation a duré *moins de six mois*, au regard de la loi ils n'existent pas, aucun acte d'état civil ne peut être établi ; ils ne sont donc inscrits ni sur les registres d'état civil ni sur le livret de famille (tableau III). Dans les textes juridiques, on parle d'eux en utilisant les termes de « produit innomé », « débris humains », « choses ».

> « On n'a pas pu le déclarer parce que cela ne se fait qu'à six mois ; pourtant j'aurai voulu quand même parce que c'était un enfant et... qu'il était là. » (Mme W., IMG à cinq mois de grossesse en 1992.)

Les droits de la mère, du père et de l'enfant dépendent des actes d'état civil et les conséquences de la déclaration ou de la non-déclaration d'une naissance et un décès à l'état civil sont lourdes pour les familles concernées [1].

Les droits sociaux des parents relatifs à la « maternité » (tableau IV) sont subordonnés à l'existence d'un acte d'état civil (qu'il soit d'enfant sans vie ou de naissance). Si l'enfant n'a pas d'acte, le remboursement par les caisses de Sécurité sociale des frais de transport et d'hospitalisation des mères pendant la grossesse et l'accouchement s'effectue en risque maladie à soixante-quinze pour cent. La mère qui travaille n'est plus protégée vis-à-vis du risque de licenciement et n'a pas droit à un congé maternité postnatal mais à un congé maladie, imposable et moins bien indemnisé. Le père n'a pas droit à ses « trois jours » de congé paternité. Pour les caisses de retraite, l'enfant non déclaré ne donne pas de parité supplémentaire à ses parents. Au total, pour le droit social, quand l'enfant n'a pas d'acte, il s'agit non pas d'une mère qui accouche d'un enfant mort ou qui va rapidement mourir, mais d'une femme malade hospitalisée en gynécologie.

> « Pour moi, j'ai vécu un accouchement et pas un avortement. Un avortement pour moi, c'est une interruption volontaire de grossesse. » (Mme B., décès spontané à presque six mois de grossesse en 1992.)

L'enquête réalisée par notre service au domicile des mères, un an après un décès périnatal, a montré qu'en l'absence de déclaration de naissance plusieurs mères avaient été licenciées ou affectées à un autre poste de travail pour dépassement de leur quota de

____

1. M. Dumoulin, B. Blondel, P. Lequien, art. cité ; M. Dumoulin, « L'enfant mort en maternité. Ses parents, les médecins, la loi », art. cité.

« congé maladie ». De plus, ce congé maladie avait souvent été jugé « abusif » par des supérieurs hiérarchiques :

> « Lors de l'arrêt maladie [six semaines en tout, hospitalisations comprises], j'ai été porter ma prolongation de quinze jours et là j'ai été un peu choquée parce que ma surveillante m'a dit : " Vous seriez mieux à revenir travailler plutôt qu'à rester chez vous. " Ça, ça a été quand même pénible. » (Mme We. – aide-soignante dans un centre de rééducation et convalescence pour personnes âgées –, IMG à cinq mois de grossesse en 1992.)

D'autres femmes avaient dû renoncer à leurs congés annuels pour sauvegarder leur emploi et un père avait perdu le sien pour « congé abusif de paternité ».

> « Avec ce qui s'est passé, mon mari a perdu son travail. Il a voulu rester la semaine d'hospitalisation avec moi parce que au travail il pleurait. Son patron lui a dit : " Tu reviendras quand tu iras mieux ", et au bout d'une semaine, quand je suis rentrée à la maison, il a voulu reprendre son travail et dans l'après-midi il revenait en disant que son patron ne voulait plus le reprendre... Après, on a dû déménager parce que la maison où on habitait a été vendue. Tous ces problèmes-là, je veux dire, c'est comme une chaîne... En fait, maillon par maillon, ça s'accumule, et après ça craque. » (Mme W., IMG pour malformation rénale à quatre mois et demi de grossesse en 1992.)

De plus, même quand la naissance avait été déclarée à l'état civil, la plupart de ces familles avaient été l'objet de tracasseries administratives (réclamations réitérées de certificats médicaux d'accouchement, convocations par les services sociaux des mairies pour non-présentation d'enfant – décédé ! –, aux vaccinations de PMI, etc.) et de publicités pour des marques de lait, de couches, etc. Plusieurs caisses de Sécurité sociale avaient refusé le remboursement des frais de transport des mères lors des consultations prénatales.

En droit civil et administratif (tableau III) la situation est différente de celle du droit social. Seul l'acte de naissance confère à un enfant « la personnalité juridique [1] ». L'enfant né vivant, après l'établissement de son acte de naissance, est sujet de droits (filiation, donation, succession). Le transport de son corps, avant et après mise en bière, est soumis à réglementation (art. R 363-4 et suivants, section II et III du Code des communes, décrets récents 96-141 et 95-506) et ses funérailles sont obligatoires. Elles peuvent être réalisées par inhumation dans un cimetière (celui de la ville de décès ou celui de la ville de résidence) ou par incinération dans un crématorium. Leur coût est pris en charge par certaines mutuelles ou assurances. Les funérailles, crémation ou inhumation, peuvent être organisées par une entreprise de pompes funèbres (monopole supprimé par la loi de 1993) ou réalisées par la famille (art. L 362-4 Code des communes). Cette dernière possibilité n'est envisageable qu'avec une aide compétente des personnels soignants et administratifs de la Maternité.

L'enfant mort-né, ou né vivant mais non viable, quel que soit son terme et ayant ou non un acte d'enfant sans vie, n'est pas une « personne » au sens juridique du terme. Les droits de filiation, donation, succession ne peuvent s'exercer à son égard. L'homme n'apparaît pas en tant que père sur l'acte d'enfant sans vie ainsi formulé :

« Le ... [date et heure], est accouchée de ... [prénom de l'enfant], enfant présentement sans vie, sexe ..., à ...

---

1. X. Labbée, *Condition juridique du corps humain avant la naissance et après la mort*, Presses universitaires de Lille, 1990.

[ville de naissance], ... [prénom et nom de la mère] née à ... le ... [date de naissance de la mère], profession ..., épouse [s'il y a lieu] de ... [prénom et nom du père]. »

L'enfant mort-né ou né vivant mais non viable n'étant pas une « personne », l'autorisation parentale d'autopsie n'est pas légalement nécessaire, le transport de son corps n'est pas soumis à réglementation. Ses funérailles ne sont pas obligatoires, mais elles sont possibles si l'enfant a eu un acte d'enfant sans vie.

Quant à l'enfant non déclaré (mort-né de moins de six mois de grossesse), sans acte de décès ou acte d'enfant déclaré sans vie, aucun permis d'inhumer ne peut lui être délivré. L'enfant n'existe pas administrativement, son corps n'appartient à personne. Les funérailles, par inhumation dans un endroit « réservé » au cimetière ou dans un caveau de famille, ou par crémation (coûteuse) ne sont qu'exceptionnellement réalisables. Qu'en est-il du corps des enfants non déclarés et des enfants déclarés sans vie quand ils ne sont pas ou ne peuvent pas être repris par leurs familles ? Ils sont encore, dans la plupart des cas en France, traités collectivement comme et avec les déchets anatomiques des hôpitaux, par incinération ou enfouissement. Cette pratique est inacceptable pour la plupart des parents :

« Je ne voulais pas qu'on l'incinère avec des débris anatomiques, ça non, c'était un bébé complet... » (Mme Wu., décès spontané à six mois de grossesse en 1992.)

« Ça a été très dur de le rendre, et puis où allait-il aller ? J'aurais voulu qu'on me le dise, car moi j'avais besoin d'un après. C'est important qu'il y ait un lieu. Bien sûr, il n'avait pas d'existence comme un vivant qui était mort et qu'on avait connu, il n'y avait pas eu de vie ensemble à part mon ventre, c'était ça sa vie. Mais j'aurais voulu savoir où il allait géographiquement ; on me l'a jamais dit, cela m'a manqué. Quand je suis rentrée, je me suis dit : où est-il ce bébé ? Et pendant long-temps, même encore maintenant, j'y pense : ce corps là, il a existé, mais qu'est-il devenu ? » (Mme C., IMG à cinq mois de grossesse en 1992.)

Mais aussi pour les soignants de Maternité, sans réponse dicible à donner :

« Et puis je vais vous dire : je ne sais même pas où il est parti mon garçon ; je suis allée à la Maternité, ils n'ont pas su me renseigner. Une sage-femme nous a dit qu'il y avait un jardin des souvenirs... J'y suis allée, ils m'ont dit qu'ils ne l'avaient jamais eu... Je suis allée aussi jusqu'à la morgue de l'hôpital, personne n'a su me renseigner. On m'a dit qu'il avait été incinéré, mais il est où l'incinérateur ? Et après l'incinération, que font-ils des cendres... ? On se demande s'il a été incinéré comme un déchet... Je voudrais savoir. Mes parents ont voulu être incinérés... par contre on a les cendres. » (Mme We., IMG à quatre mois et demi de grossesse, 1992.)

FAVORISER ET PERMETTRE LE RITUEL
SOCIAL À L'HÔPITAL

Pouvoir déclarer la naissance (et le décès) de son enfant à la mairie, c'est permettre qu'il soit inscrit sur le livret de famille, c'est aussi lui conférer une existence civile et l'intégrer dans l'histoire de sa famille. Cette déclaration est le plus souvent réalisée par le père, aidé du référent médical et du référent administratif de la Maternité. Quand la mère, toujours hospitalisée au moment de la déclaration, est seule, c'est le vague-mestre de l'hôpital qui s'en charge. Ces déclarations étant problématiques, des contacts ont été pris par les référents (soignant et administratif) de la Maternité, avec les responsables de l'état civil de la ville pour les faciliter. Le téléphone et le fax permettent, dans l'ur-gence des délais à respecter, de régler les problèmes de

« papiers manquants ». Nous avons demandé aux services municipaux concernés de ne plus transmettre à la presse locale les publications de l'état civil naissance qui concernaient des enfants décédés. Elles étaient en effet suivies, pendant plusieurs semaines, d'envois publicitaires au domicile des parents, difficilement supportables.

Devant l'importance des conséquences juridiques, sociales et psychologiques [1] des déclarations de naissance, pour les familles concernées par un décès périnatal, il nous a paru essentiel, bien sûr en respectant la loi, de favoriser au maximum les déclarations de ces enfants à l'état civil à savoir :

– déclarer tous les enfants *nés morts* après une grossesse d'au moins cent quatre-vingts jours (six mois) pour qu'ils aient un *acte d'enfant sans vie* ;

– établir un certificat médical d'enfant *né vivant et viable* pour tous les enfants nés vivants après une grossesse d'au moins quatre mois et demi et décédés avant leur déclaration à l'état civil. Ce certificat, selon les directives du directeur général de la Santé, est établi même si l'enfant est porteur d'une malformation ou d'une pathologie létale, même s'il est né à l'issue d'une interruption médicale de grossesse et même s'il n'a vécu que quelques minutes. Il lui est ainsi dressé *un acte de naissance et un acte de décès* ;

– établir un certificat médical d'enfant *né vivant mais* non *viable* pour tous les enfants nés vivants à moins de quatre mois et demi de grossesse et pesant moins de cinq cents grammes (pas plus de deux cas par an dans notre hôpital). Il leur est dressé un *acte d'enfant sans vie* ;

– quand l'enfant ne peut être déclaré, un certificat

---

1. P. Rousseau, art. cité ; P. Rousseau, R.-M. Fierens, « Évolution du deuil des mères et des familles après mort périnatale », *J. Gynécol. Obstét. Biol. Reprod.*, 1994, n° 23, p. 166-174.

médical d'accouchement et de naissance (et non d'avortement tardif ou de fausse couche), où figure le prénom de l'enfant, est délivré à la mère quelle que soit la durée de la gestation (plusieurs mères l'ont d'ailleurs agrafé dans leur livret de famille).

Forts des constats de l'enquête, nous expliquons au couple ses droits sociaux en fonction du type de déclaration de naissance de leur enfant avant la sortie du service, et nous vérifions désormais leur respect par un suivi téléphonique après le retour à la maison (dans notre service, au moins une intervention par semaine auprès des organismes sociaux ou des employeurs). Les textes législatifs en vigueur sont fournis aux parents pour les aider dans leurs démarches.

Les funérailles et les rites qui les entourent constituent le dernier moment autour du corps de l'enfant. Il nous est apparu impensable, en tant que soignants, d'abandonner les parents pour cette ultime étape. Cependant, cela exige des soignants et des administratifs concernés une formation aux textes qui régissent les opérations funéraires et une collaboration « intelligente » avec les agents de la morgue de l'hôpital, les employés municipaux des cimetières et avec les entreprises de pompes funèbres.

Quand la famille choisit d'assurer elle-même les funérailles, l'aide des personnels soignants et administratifs de la Maternité est souvent nécessaire. Il est en effet difficile pour les parents d'assumer les formalités de naissance et de décès alors que la mère est encore hospitalisée.

Le cercueil peut être fourni par une entreprise de pompes funèbres ou être fabriqué par un membre de l'entourage. La mise en bière est effectuée par un soignant, un agent administratif ou un parent selon les souhaits de la famille. Elle constitue la première étape d'un rituel d'adieu (religieux ou profane) :

« Mon mari est allé au village chez le menuisier qui a fait un tout petit cercueil sur mesure pour Lætitia. À la morgue de l'hôpital, ils nous l'ont couchée dedans, puis on a scellé le cercueil. Nous avons pu l'emmener jusqu'au cimetière du village. Elle est dans le caveau de famille, elle fait partie de la famille, nous savons où elle est. » (Mme Wu., décès spontané à six mois de grossesse en 1992.)

Dans notre expérience, ce rituel d'adieu s'exprime de façons très diverses selon les familles et les cultures. Certaines toilettes mortuaires sont ritualisées. Les habits « mortuaires » peuvent être rapportés par la famille (robe de baptême, habits confectionnés ou achetés spécialement). Ils peuvent aussi être fournis par l'hôpital. Ce peut être un simple linceul. Les objets rituels, déposés dans le cercueil par les parents, frères et sœurs, grands-parents, parrains et marraines, voire les amis, sont d'expressions très diverses : fleurs, médailles, lettre ou poème à l'enfant, dessins d'enfants aînés, photos de famille, jouets achetés pour l'enfant, l'ours en peluche d'enfance de la maman, mouchoir parfumé de la mère... De « belles » photos sont réalisées et remises ultérieurement aux parents qui le désirent :

« Je vous remercie énormément pour les magnifiques photos de ma petite Charlotte. L'une d'entre elles sera mise sur le monument au cimetière. » (Mme C., mort *in utero* spontanée à six mois et demi de grossesse en 1996.)

Pour les funérailles des enfants mort-nés non repris par leur famille, et des enfants non déclarés, certains hôpitaux ont pris des dispositions, plus éthiquement respectables que l'incinération avec les déchets hospitaliers. Dans notre Maternité, une démarche collaborative de l'équipe soignante et des responsables administratifs du centre hospitalier régional et universitaire auprès de l'administration municipale de la ville de Lille, après vote du conseil municipal, a permis la création en novembre 1994 d'un lieu d'inhumation au cimetière de Lille-Sud pour les enfants mort-nés entre quatre mois et demi et six mois de grossesse et pour les enfants mort-nés de plus de six mois de grossesse non repris par leurs parents (leur inhumation n'étant pas obligatoire). La Maternité se charge de la mise en bière dans les mêmes conditions que celles décrites ci-dessus des enfants déclarés, le CHRU prend en charge le cercueil et le transfert du corps jusqu'au cimetière, la mairie offre le terrain. Un permis d'inhumer est délivré et l'enfant est inscrit sur les registres du cimetière. Accueilli en « service ordinaire », chaque enfant a un petit lopin où reposer avec une plaque portant son nom, son prénom et la date de son décès. Après cinq ans, les « restes » sont recueillis et placés dans l'ossuaire du cimetière. Plusieurs familles qui n'avaient pu prendre en charge les funérailles au moment du décès ont demandé, plusieurs mois après, l'exhumation et le transfert de l'enfant dans un caveau de famille ou dans le cimetière proche de leur domicile.

L'existence de ce cimetière se révèle très importante pour beaucoup de couples qui nous racontent leurs visites régulières à l'enfant et l'aménagement progressif des tombes (fleurs, plaques funéraires, photo...) :

> « Je pense toujours à Angèle, je sais qu'en novembre, à la Toussaint, j'ai ressenti un manque terrible. J'avais envie d'aller voir ma fille quelque part avec des fleurs. À ce moment-là, j'ai eu besoin de la savoir concrètement quelque part et de lui témoigner mon amour. C'est très important qu'il y ait ce cimetière aujourd'hui, c'est un grand pas de franchi vers plus d'humanité » (Mme M., un an après le décès de sa fille en 1994.)

Aider les parents à rencontrer leur enfant décédé (le voir, le toucher), leur permettre de garder des souvenirs de cet enfant, c'est leur donner un corps à pleurer, c'est matérialiser la réalité de la perte.

Favoriser la déclaration de l'enfant à l'état civil, c'est permettre qu'il soit inscrit sur le livret de famille, c'est aussi lui donner une existence civile et l'intégrer dans l'histoire de sa famille. Quand l'enfant ne peut être déclaré, demander aux parents le prénom qu'ils avaient choisi pour lui, établir un certificat médical d'accouchement, demander l'autorisation parentale de réaliser l'autopsie, c'est signifier aux parents que le soignant reconnaît ce fœtus comme un être humain, même si, pour la loi, il n'est qu'un « produit humain ».

Permettre, à l'hôpital, la mise en place et la libre expression de rituels funéraires religieux ou laïques, aider à l'organisation des funérailles pour les enfants dont les parents ont un permis d'inhumer, créer des lieux de repos respectueux pour les enfants non déclarés, c'est donner à ces enfants une existence sociale.

Ces étapes aident les parents à amorcer le mieux possible le travail de deuil et préviennent la survenue d'éventuelles complications chez la mère, le couple, les frères et sœurs déjà nés ou à venir.

Cet accompagnement exige de la part des soignants une compétence professionnelle, mais aussi humaine (écoute, respect, disponibilité), qui nécessite une réflexion, une formation, une volonté spécifiques et un travail d'équipe. Ce travail autour de la mort, bien que souvent difficile pour les soignants, toujours douloureux pour les parents, est source d'un enrichissement mutuel et d'un progrès vers plus d'humanité.

Maryse DUMOULIN
Anne-Sylvie VALAT

Tableau I

CONDITIONS DE DÉCLARATION DE NAISSANCE
À L'ÉTAT CIVIL DES ENFANTS NÉS VIVANTS

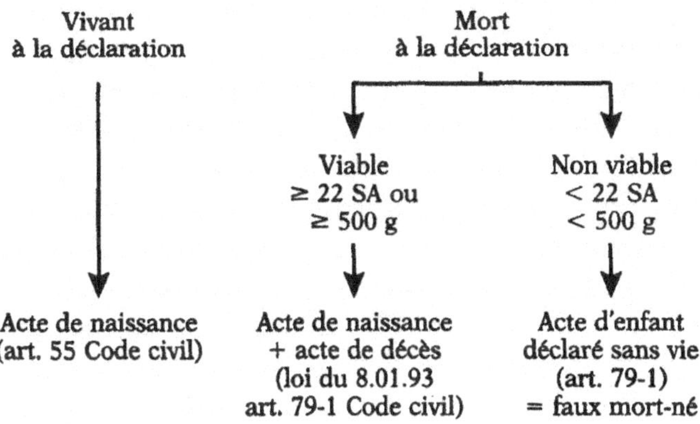

Tableau II

CONDITIONS DE DÉCLARATION À L'ÉTAT CIVIL
DES ENFANTS NÉS MORTS

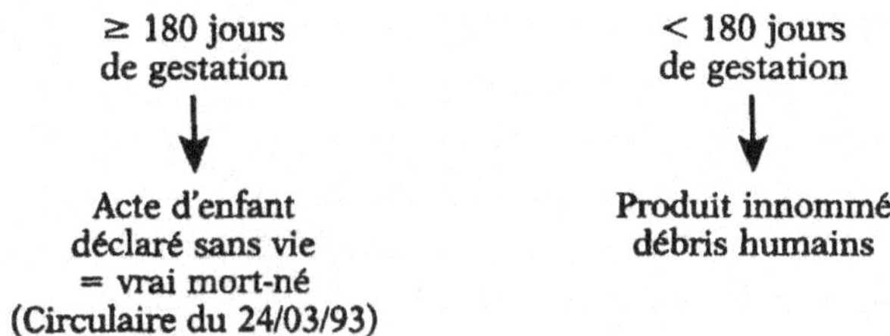

Tableau III
DROIT CIVIL

	AUCUN ACTE	ENFANT SANS VIE	ACTE DE NAISSANCE ET DÉCÈS
PERSONNALITÉ JURIDIQUE	Non	Non	Oui
FILIATION	Non	Non	Oui
TRANSPORT DE CORPS	N'existe pas	Non réglementé	Réglementé
AUTORISATION PARENTALE D'AUTOPSIE	Non	±	Oui
EXISTENCE ADMINISTRATIVE INSCRIPTION LIVRET DE FAMILLE	Non	Possible, uniquement en décès	Obligatoire (en naissance et décès)
REGISTRE D'ÉTAT CIVIL	Non	Oui (en décès)	Oui (en naissance et décès)
PERMIS D'INHUMER	Non	Oui	Oui
FUNÉRAILLES	Exceptionnelles	Possibles	Obligatoires

Tableau IV
DROIT SOCIAL

	AUCUN ACTE	ENFANT SANS VIE	ACTE DE NAISSANCE + ACTE DE DÉCÈS
REMBOURSEMENT SÉCU HOSPIT./TRANSP.	Risque maladie 75 %	Risque maternité 100 %	Risque maternité 100 %
CONGÉS	Congés maladie imposables	Congés maternité non imposables	Congé maternel non imposable
IMMUNITÉ LICENCIEMENT	Non	Oui	Oui
CONGÉ SUPPL. 3ᵉ ENFANT	Non	Oui	Oui
RETRAITE, PARITÉ	Non	Variable (causes)	Oui
CONGÉ PATERNEL	Non	Variable	Oui

DISPARUS...

Les naissances multiples ont toujours été surprenantes. Certaines sont devenues des mythes. Qu'il s'agisse de Castor et Pollux ou des illustres fondateurs de Rome.

La naissance de trois enfants passait parfois pour un fait « pas bien extraordinaire » comme l'écrit un journal local de 1732 à l'occasion de la naissance de triplés. Pourtant, l'arrivée de quatre, voire de cinq enfants « tout d'un coup » relève du merveilleux.

L'imagination populaire a laissé libre cours à sa fantaisie ; ainsi certains journaux de l'époque comme *Le Grand Albert*, en 1684, racontent l'histoire d'une femme de province qui a mis au monde neuf enfants, d'une autre qui en avait eu vingt-deux et d'une autre encore soixante-dix.

C'est dire l'imaginaire qui entoure ces naissances !

L'idée commune veut que la femme, à la différence des femelles animales, ne puisse être enceinte que d'un seul petit à la fois. Exceptionnellement deux.

Un pour chaque sein.

Des textes légendaires s'interrogent longuement

pour savoir si la naissance multiple n'est pas la preuve d'un comportement animal.

Quant aux hommes, ils considéreraient les naissances multiples comme une preuve de virilité.

Les naissances multiples étaient rarement accueillies favorablement par les parents. Il est superflu de rappeler la fatigue, les charges imprévues, le coût affectif et financier de ces naissances.

Nous voyons bien que les « explications » incertaines données à l'époque en renforçaient le côté magique et monstrueux.

Ainsi nous conte Jacques Gélis dans son livre très intéressant *L'Arbre et le Fruit* [1].

Ainsi nous conte aussi la médecine.

La médecine de la procréation a réussi à contourner la stérilité, mais par une contradiction étrange, voulant produire un enfant, en produit plusieurs à la fois.

Victoire sur la stérilité, mais victoire paradoxale.

Détournées la fatalité et la honte qui s'attachent au vécu de la stérilité, une grossesse enfin arrive. Or, comme si le destin n'avait pas dit son dernier mot, la grossesse s'avère « compliquée », dangereuse lorsque certaines femmes se retrouvent porteuses d'une grossesse multiple. Les risques sont les avortements tardifs, la prématurité dramatique, la mortalité périnatale, les accidents maternels.

C'est donc de mort dont nous allons parler bien que nous soyons au cœur de la vie.

Au sein d'une grossesse.

Non pas d'une fausse couche ou d'un avortement mais d'une mort qui finira par être rationnellement décidée, nécessaire, voire obligatoire.

Les médecins, en proposant la réduction embryonnaire, offrent une solution sachant que c'est

---

1. J. Gélis, *L'Arbre et le Fruit*, Paris, Fayard, 1984.

un pis-aller temporaire, la réparation d'un aléa de la technique qui pour l'instant n'en a pas d'autre possible sauf à garder tous ces « enfants » potentiels.

La réduction embryonnaire est donc, dans le même temps, un acte de mort et un acte de vie.

En quoi la réduction embryonnaire consiste-t-elle ?

La réduction embryonnaire se nomme encore interruption sélective de grossesse : elle vise à supprimer certains embryons *in utero*, après avoir mis de nombreux protocoles pour en obtenir le développement. La grossesse ainsi réduite poursuivra son développement si tout va bien.

La réduction embryonnaire a donc pour but d'éviter les complications des grossesses multiples de haut rang.

Techniquement, cela consiste, à neuf ou dix semaines d'aménorrhée (donc après le cap des fausses couches spontanées), à injecter dans le fœtus deux à trois centimètres cubes de chlorure de potassium avec un anesthésique qui provoquera un arrêt cardiaque. Cette injection se fait sous contrôle écho graphique. Le fœtus se détruira progressivement sans saignements ni douleurs. Ni matérialisation de celui-ci.

La grossesse multiple est découverte
au cours de l'échographie

L'échographie est devenue l'examen incontournable au cours d'une grossesse. Bien que banalisé, cet examen n'est jamais vécu comme allant de soi. Jamais anodin. C'est lors d'une échographie que sera découverte la grossesse multiple.

Cet examen a bouleversé la perception de la grossesse. Les lieux intimes et inaccessibles du corps ont basculé dans le registre du visible. C'est l'échographiste qui fait rencontrer les futurs parents avec leur enfant à naître. À un stade très précoce, l'embryon-fœtus acquiert une personnalité, une place, une dimension nouvelle grâce à la visualisation permise par l'échographie. Le fœtus devient déjà, dans l'esprit des futurs parents, un « bébé ». Certaines femmes disent que c'est l'échographie qui leur a fait prendre « réellement » conscience qu'elles étaient enceintes. Pour l'homme, l'échographie apporte des données inaccessibles jusque-là, les futurs pères disent se sentir plus investis dans la grossesse et plus proches de leur femme grâce à cet examen.

La première photo prise lors de l'échographie deviendra souvent la première photo que l'on mettra dans l'album de famille. Ce n'est plus la photo de naissance qui sera inaugurale, c'est maintenant bien avant que cela se passe. On dirait qu'il y a déjà une naissance avant la naissance.

Nous pouvons donc réaliser combien l'image échographique, à certains moments bienfaisante, rassurante, peut devenir dans certains cas et notamment dans les grossesses multiples d'une brutalité remarquable. La violence et la force des mots exprimés par les femmes nous renvoient d'ailleurs à la violence de l'image. La visualisation sur l'écran de la multiplicité transforme en étrangeté ce qui devait être une joie. Face à l'image, elles disent :

« C'est un choc. »

« J'ai vécu un véritable traumatisme. »

« J'ai eu l'impression d'être sidérée. »

« Ça m'est tombé sur la tête. »

Avec l'échographie, ce qui devait rester secret sort de l'ombre. Et, dans le cas d'une grossesse multiple, ce qui était supposé être vu devient brutalement incompréhensible. L'image qui devait être la confirmation d'une grossesse devient insolite. C'est l'irruption imposée et traumatique d'une réalité violemment dérangeante car elle est sans rapport avec ce que l'on attendait. Elle vient bouleverser le cours des représentations qui deviennent étranges. Étrangement inquiétantes.

Régine

Régine était enceinte de huit semaines et portait des triplés. Je la vois, pour la première fois, quelques jours avant la réduction embryonnaire proposée. Elle a appris, m'explique-t-elle, il y a quatre jours, qu'elle était enceinte de trois embryons. C'est en allant à l'échographie qu'elle a eu « le choc de sa vie », en voyant ce que le médecin lui montrait sur l'écran. Elle s'attendait à être simplement rassurée sur sa grossesse et brutalement tout ce qu'elle apprend sur elle et le contenu de son corps est devenu « irréel ». Elle se demande si c'est bien l'intérieur d'elle qu'on voit, là, à l'échographie. Elle se sent comme « animale ».

« J'aurais été frappée par la foudre, dit-elle, que cela aurait eu le même effct. »

« Je ne savais plus où j'en étais. »

À trente ans, cela fait dix ans qu'elle et son mari tentent sans résultat d'avoir un enfant. Imperméabilité tubaire, le diagnostic est tombé il y a quelques années et, avec lui, la déception d'apprendre son infertilité. Elle a tenté de faire de la microchirurgie, mais sans résultat. Le couple s'est tourné vers la fécondation *in vitro* et c'est après de nombreux insuccès qu'enfin le traitement marche.

Enceinte, oui.

Oui, mais, enceinte de trois, elle comprend bien

que « c'est impossible à élever d'un seul coup, trois enfants ».

« Elle les aurait bien tous gardés mais elle se sent trop étroite, trop coincée. » L'équipe lui a proposé une réduction embryonnaire.

Cette décision, elle sait qu'elle seule la prend, même s'ils sont plusieurs à la décider avec elle.

Ce qui est insupportable, c'est de « penser que c'est moi qui décide de la mort d'un enfant futur », et elle ajoute : « alors que je voulais tellement un enfant ! »

« Donner la mort alors qu'on donne en même temps la vie est criminel ! » dit-elle.

Je l'ai revue plusieurs fois pendant sa grossesse.

Toute son attention était centrée sur le bon déroulement de celle-ci. Elle se concentrait sur l'alimentation, le sommeil, la meilleure hygiène de vie à avoir durant une grossesse.

Cette grossesse où elle ne pouvait ni se réjouir pour ceux qu'elle portait, ni se désespérer pour celui qui n'existait plus. Des questions émergent comme :

« Où est l'embryon ? »

« Où a-t-il disparu ? »

« Que devient l'embryon mort ? »

« Les survivants ont-ils entendu quelque chose ? »

« De quelle charge affective les survivants seront-ils porteurs ? »

« Quelle mémoire auront-ils de l'intervention ? »

« Les morts auront-ils envie de se venger des vivants ? »

Le ventre maternel est devenu le lieu d'accueil de la vie et de la mort. De refuge il est devenu refus.

Elle accouche de deux filles.

Quelques mois plus tard, elle revient me voir car elle est déprimée.

Elle pense protéger son entourage en se taisant et

en même temps elle dit : « Personne ne semble comprendre ma perte. »

Pourtant, elle reconnaît être très heureuse d'avoir accouché de deux petites filles qu'elle a nommées Sophie et Madeleine (comme dans les *Malheurs* du même prénom, me dis-je). Sophie lui donne du souci car elle est insomniaque et se nourrit difficilement.

Elle dit : « Je pense très souvent à celle qui n'est pas là. » Des idées obsédantes l'assaillent : « Ça m'envahit dans les rêves et même dans le quotidien ; par exemple, si je vais acheter de la layette, il m'arrive d'en prendre pour trois. Idem pour le pharmacien, je commande des vaccins pour trois et rentrée à la maison je m'aperçois de mon erreur. [...] Si mes filles piquent une colère, il m'arrive de penser que l'autre, l'absente, aurait été plus sage.

Pourquoi j'imagine que c'était une fille, je ne sais pas, j'aurais sans doute aimé avoir trois filles. Ma mère n'en a eu que deux. Et je suis la deuxième. » Et comme si ce souvenir surgissait pendant qu'elle parlait, elle évoque une fausse couche tardive que sa mère aurait eue entre sa sœur et elle. « Peut-être puis-je me considérer comme la troisième ? »

Alors commence une histoire de vie où l'embryon mort prend place dans une reconstruction généalogique.

« Dès que mes filles sont nées, je me suis dit : elle pourrait être là.

Les mois ont passé et, à mesure que je vous en parle, cet acte prend un autre sens. »

Quelques semaines plus tard, alors qu'elle parle d'un plaisir retrouvé à s'occuper de ses deux filles, elle me dit tout à trac :

« Il a donné sa vie pour que les autres vivent. Cet embryon s'est sacrifié pour que les autres vivent.

Je sais que c'est étrange de penser ainsi mais j'ai l'impression que cela m'aide.

Par moments, je me suis sentie comme un assassin, je ne peux m'empêcher d'y penser comme à un être vivant, humain potentiel, en bonne santé. Sa seule faiblesse était d'être en trop. Il s'est " sacrifié " pour les autres.

Je n'ai pas envie de l'oublier. Et, en même temps, le fait que je puisse parler m'incite à penser que je commence à me faire à l'idée que cet enfant n'existera jamais.

Il a disparu.

Il est mort. »

Quel long parcours pour arriver à un travail de deuil.

La culpabilité de Régine semble liée à la décision personnelle de la réduction embryonnaire. Décision qui implique d'être d'accord pour donner la mort alors qu'elle est dans un mouvement pour donner la vie.

Obligée de vivre deux émotions contradictoires dans le même temps. La joie et la peine. Ce qui arrive quotidiennement et qu'on appelle l'ambivalence. Or, l'impact de la réduction embryonnaire est tel qu'elle ne peut pas vivre cette ambivalence car le traumatisme est ingérable psychiquement, tout au moins pour un temps.

« Suspendue », « en transit », jusqu'au moment de la réduction embryonnaire. La mort annoncée de certains embryons provoque momentanément le retrait de l'investissement maternel et de l'illusion anticipatrice inhérente à toute grossesse. Refoulement nécessaire, déni provisoire, inhibition de la pensée ?

Centrée sur le corps et la réalité. Grossesse où l'on pense le moins possible. Grossesse homéostatique, pourrait-on dire. Où l'idée est d'arriver sans embûche jusqu'à la naissance. Le conflit psychique se noue autour du fait d'avoir une grossesse au cours de laquelle la mort et la vie sont réunies dans un même temps et dans un même espace.

L'accouchement et l'arrivée de ses deux filles lui apportent des émotions contradictoires. Elle laissera, d'ailleurs, quelques jours ses enfants à sa propre mère.

Peu de temps après, elle se plaint de l'intrusion dans sa vie psychique d'idées compulsives. Qu'elle voudrait rejeter. Tourmentant Régine, le non-né réapparaît comme un « fantôme ». Pareil au membre perdu que l'on croit hallucinatoirement toujours là : appelé membre fantôme.

Image désagréable qui renforce le sens de mutilation et de castration que revêt la disparition.

Rééditant les séparations et les manques vécus par la femme infertile (séparation d'avec sa propre mère, impression de mutilation due à la stérilité).

La présence obsédante de l'autre en pensée infiltre le rapport avec les enfants vivants et s'interpose dans les actes banals de la vie. C'est un mécanisme habituel de deuil.

Mais c'est un mécanisme de deuil à vif.

Nous faisons l'hypothèse que c'est une organisation de pensée vis-à-vis de la mort qui est une tentative pour la justifier voire lui donner sens. La mort sans matérialisation de celle-ci, sans saignement ni expulsion d'un corps, est une mort par effraction et donc plus lentement intégrable. Si les processus de deuil peuvent se mettre en marche, c'est que Régine a enfin pensé son « enfant non né » comme mort. La réduction embryonnaire fantasmée comme « un sacrifice », l'embryon disparu a alors une place. Malgré sa courte existence, malgré sa destinée éphémère.

La transformation de ses pensées vis-à-vis de « l'absent » coïncide avec une disparition de l 'enfant imaginaire. Nous l'avons ailleurs écrit, il y avait collusion entre l'enfant imaginaire et « le non-né ». Progressivement apparaît le sentiment de l'irréversibilité de la situation et elle peut avoir recours à ses capacités de symbolisation pour accepter la réalité de la situation.

Le deuil fonctionne. Il y a une reprise dynamique des attachements affectifs avec ses enfants vivants grâce aux remaniements psychiques qui se sont élaborés.

Conclusion

La réduction embryonnaire provoque chez chacun de ses acteurs une brutale effraction psychique. Cette technique qui implique l'échographie sollicite différemment la vue de l'intérieur de soi. En offrant une représentation différente et évolutive du corps, de la grossesse et sans doute de la mort et de la vie. Ce qui était caché devient visible et tous ces « corps-fœtus » apparaissent qui doivent être éliminés pour que d'autres vivent.

« J'ai décidé la suppression d'un humain potentiel qui n'avait ni affection létale ni malformation... », dit-elle, coupable devant la décision prise.

La réduction embryonnaire contraint-elle le psychisme à une autre façon de penser la mort ? À une autre représentation du ou des morts ? À une figuration différente du deuil ?

« Le deuil, habituellement, est une réaction à la perte d'une personne aimée ou d'une abstraction mise à sa place », lit-on dans « Deuil et mélancolie [1] ».

De quelle personne fait-on le deuil ? Un mort sans cadavre ni sépulture. L'embryon réduit est confondu avec l'enfant imaginaire. Celui-ci offre, un temps, une figuration acceptable du mort non né.

---

1. S. Freud, « Deuil et mélancolie », *Métapsychologie*, Paris, Gallimard, 1952.

La dépression s'atténue lorsque disparaît la confusion entre l'enfant imaginaire et le non-né.

L'embryon mort s'est chargé d'un sens. Il est mort pour que les autres vivent, et devient, par le « sacrifice » évoqué, le porteur d'une mission, d'une destinée précieuse, si éphémère fût-elle.

Les dépressions consécutives aux réductions embryonnaires ne doivent pas être sous-estimées.

Le bonheur doublement supposé des mères infertiles qui réussissent à avoir un enfant après une assistance médicale à la procréation a longtemps permis d'ignorer l'importance de leur détresse.

Ces femmes doivent pouvoir dire leur culpabilité de « meurtrières » pour faire le deuil des embryons « sacrifiés ». Régine a fait surgir des images silencieuses, des mots insistant sur une absence dont elle ne parvenait pas à se déprendre. Elle a inscrit le disparu dans un récit familial où le deuil devient celui d'un « enfant » que l'on a perdu sans l'avoir jamais eu.

Muriel FLIS-TRÈVES

L'IMPACT PSYCHOLOGIQUE SUR LES AÎNÉS ET SUR LES GRANDS-PARENTS

La fratrie

Les services de médecine fœtale et de diagnostic anténatal ont porté leur attention aux problèmes psychologiques vécus par le père et la mère. Mais désormais on constate, grâce aux entretiens cliniques, que les frères et sœurs aînés ont aussi à affronter des anxiétés particulières amplifiées par les conditions mêmes et les conséquences de la médecine fœtale et du diagnostic anténatal.

Ils connaissent tôt la grossesse de leur mère comme tous les enfants de nos jours. Il est habituel que le père et la mère aient montré des images, des planches anatomiques, que la mère ait montré son ventre et même que l'enfant ait écouté, à travers la paroi, les bruits du cœur de son futur petit frère ou petite sœur. Habituellement, les enfants suivent cela avec beaucoup d'attention mais, en même temps, avec une certaine distance, voire même avec une certaine crainte, car ce sont des mystères très angoissants pour eux. La toute-puissance du ventre de leur mère leur paraît exorbitante, puisque celle-ci leur fabrique un rival. D'autre part, la grossesse de leur mère, la survenue d'un petit frère ou d'une petite sœur, est bien évidemment le symbole, le signal et la preuve que certaines interactions entre leur père et leur mère qui sont mystérieuses, auxquelles ils n'ont pas accès, car elles se passent en dehors d'eux, demeurent, semble-t-il, l'apanage des adultes et qu'ils n'y accéderont que bien plus tard, lorsqu'ils auront accompli un long cycle de maturation de plusieurs années.

Les parents tentent souvent de maintenir la curiosité des enfants dans le domaine de la procréation biologique, du développement de la petite graine, puis de l'embryon et du fœtus, alors que les enfants se trouvent confrontés à l'intimité du corps de leur mère, à sa sexualité et aux activités du couple. On sait aussi que les enfants développent, à ce moment-là, des sentiments très ambivalents. Par exemple, ils se déclarent ouvertement contents d'avoir un futur petit camarade, de pouvoir accorder à cet enfant des soins très maternels et de se comporter, avec lui, comme leur mère. Ils imaginent aussi revivre, à cette occasion, les soins qu'ils auraient souhaité recevoir. En revanche, mais cela est beaucoup moins avoué par eux, ils sont agités par des sentiments d'agressivité, voire de souhaits de mort. Ces sentiments peuvent se manifester directement sur un plan conscient, mais aussi se traduire sous une forme beaucoup plus masquée, par exemple : chagrin, pleurs, dépressions, nuits agitées, agressivité à l'égard de la mère ou du père. Il s'agit bien souvent d'enfants écartelés dans cette ambivalence qui suscite de plus une vive culpabilité.

Dans un service de néonatologie où il est habituel que pénètrent les parents et le frère ou la sœur aîné, pour qu'il y ait de bonnes relations précoces, un garçon répète : « Pourvu que mon frère guérisse, je ferai tout pour cela, je donnerai volontiers tous mes jouets et toute ma tirelire pour qu'il s'en sorte » ; le médecin doit lui dire : « Si tu veux vraiment qu'il s'en sorte, commence par ôter ton pied de dessus le tuyau d'oxygène. »

Lorsque les parents consultent dans un service de médecine fœtale, cela veut dire que la grossesse ne se passe pas bien et qu'il y a des craintes. Les aînés constatent le chagrin, l'inquiétude et l'angoisse du père et de la mère qui sont confrontés aux difficultés de survie du fœtus. Malgré les précautions parentales, ils entendent un certain nombre de mots et accèdent à un vocabulaire très particulier : celui de malformation, dysgénésie, infection, retard de croissance, hypotrophie, etc. Les parents ont beau vouloir masquer leurs inquiétudes, tout cela parvient aux oreilles de l'enfant. Il faut donc que les parents donnent à celui-ci des indications précises et ils ne peuvent pas maintenir une banalisation ou une dénégation.

Point particulier : l'échotomographie en famille. Cela est devenu une pratique familiale courante que de conduire les aînés à assister, avec leurs parents, à la première échotomographie. Certes, cette pratique revêt des aspects positifs et toute la famille prend ainsi conscience de la survenue prochaine d'un être humain dont ils peuvent apercevoir, dès maintenant, les caractéristiques physiques. Dans certains cas rares, surgissent quelquefois des drames, par exemple lorsque l'échotomographie révèle une anomalie. Il faut alors évacuer rapidement les enfants, et parfois même le père. Dans la plupart des cas où tout se passe bien il faudrait peut-être observer davantage ce qui se déroule dans la semi-obscurité du cabinet du spécialiste. Certains ont enregistré en vidéo toute la scène (Dr Jean-Luc Gourand, Maternité des Bluets).

Une autre séquence, qui est sans doute fréquente, montre un fils aîné qui constate sur l'écran, avec une certaine stupéfaction, la présence d'un autre frère dans le ventre maternel. On en découvre le pénis, sa forme et sa taille. La perplexité de l'aîné est grande devant son futur rival subitement présent. Il embrasse le ventre maternel dans un geste très paternel et affectueux, puis tout d'un coup se venge d'une tape parfois violente à sa mère.

Devant de graves anomalies, lorsque les parents ont décidé de recourir à une interruption médicale de grossesse, cela peut créer un problème fraternel et la question demeure de savoir s'il faut tout dire à l'enfant : est-ce un problème qui appartient seulement aux parents ? Est-ce un problème qui lui appartient aussi ?

À vrai dire, dans notre pratique, quatre-vingt-dix pour cent des parents préfèrent dire que les choses sont allées de plus en plus mal, que la grossesse se passe mal, que le fœtus risque de succomber, qu'il est mort spontanément et qu'il a été expulsé naturellement. On peut penser, comme eux, qu'il faut en rester là.

En effet, il semble difficile de faire apparaître les parents comme des personnages tout-puissants et dangereux, qui décident de la vie et de la mort des fœtus. Dans un premier temps, ils les « fabriquent » grâce aux relations sexuelles mystérieuses qu'ils ont, et cela sans en demander la permission aux enfants et sans que ceux-ci puissent rien contrôler.

D'autre part, ils décideraient alors aussi de la vie ou de la survie d'un fœtus qui ne serait pas satisfaisant pour leurs projets, ou conforme à une certaine norme. Cette crainte serait encore plus nette lorsque l'aîné, porteur de la même maladie génétique, n'a pas été, lui, sacrifié. Par exemple l'hémophile qui apprend que sa mère est enceinte et risque d'avoir un autre hémophile. Faudrait-il lui dire que celui-là ne survivra pas par décision parentale ?

La culpabilité de ces enfants aînés est particulière. Elle existe dans tous les cas, puisqu'ils ont vécu une profonde agressivité des souhaits de mort à l'égard du fœtus, comme ils en auraient eu à l'égard du nouveau-né. Mais, dans le cas présent, leur vœu, leur souhait le plus caché, le plus secret se trouve réalisé. Qu'il soit exaucé aussi vite risque de les culpabiliser. Leur pensée prend tout à coup une toute-puissance magique. On peut donc penser que certains de ces enfants ont peut-être besoin d'un entretien, en dehors de la présence des parents, pour pouvoir exprimer dans le secret leurs inquiétudes et comprendre que « penser » n'est pas « faire et accomplir ».

En conclusion : désormais, dans le service de médecine fœtale où nous travaillons, cela est devenu une pratique courante que d'apprécier avec les parents, s'ils ont des enfants, comment ceux-ci réagissent ou ont réagi à l'annonce de la grossesse, comment ils ont aussi réagi à l'annonce des grandes difficultés et, dans certains cas, de leur proposer que les enfants aînés puissent bénéficier du secours d'entretiens soit dans notre service, soit dans un service proche de leur domicile habituel.

Les grands-parents

On rencontre ceux-ci parfois l'après-midi dans les services. Si on ne les évite pas, on constate qu'ils ont souvent un rôle plus important qu'on ne le pensait : les parents, encore jeunes, dépendent d'eux sur le plan financier et parfois affectif. Ils les consultent pour la prise de décision. D'autre part, les grands-parents se trouvent très inquiets lorsque deux ou trois grossesses de leur fille, ou de leur belle-fille, ont montré la traduction d'une maladie génétique, et semblent les accuser comme vecteurs d'une tare qu'ils méconnaissaient jusqu'alors.

Souvent, ce sont eux qui accueillent et réconfortent les aînés pendant les difficultés de la grossesse, puis l'hospitalisation de leur mère. Ce sont eux qui, les parents n'étant pas disponibles, sont amenés à leur donner des explications claires après le décès.

Michel Soulé

DEUILS PÉRINATALS :
CE QU'EN DISENT LES PARENTS

Pour le psychanalyste, la perte périnatale ne se définit pas seulement dans le sens médical habituel, par la perte d'un enfant survenant entre la vingtième semaine de gestation et le premier mois de la vie. Il faut en effet penser aux morts fœtales *in utero* à tous les stades de la gestation, ainsi qu'aux interruptions médicales de grossesse pratiquées avant la vingtième semaine à la suite d'un diagnostic anténatal (amniocentèse ou cordocentèse) ; sans oublier les réductions embryonnaires et les avortements partiels. Mais il faut également prendre en compte la souffrance et le chagrin que représentent les pertes du tout début de la grossesse (fausses couches spontanées, grossesses extra-utérines).

Pierre Rousseau, obstétricien belge, un des premiers défricheurs francophones de ce vaste domaine, chiffre à près de trente pour cent les pertes périnatales. Encore ce chiffre ne tient-il pas compte des avortements volontaires qui, s'ils ne sont évidemment pas des échecs au sens médical, sont néanmoins souvent source de deuils douloureux et à long terme.

Il existe peu de travaux statistiques (mais de nombreuses observations cliniques) sur les complications psychiatriques des pertes périnatales pour les parents, particulièrement pour les mères, ainsi que pour les enfants déjà nés (la fratrie) ou à naître. Le psychiatre suédois Cullberg, pour ne citer ici que cette seule étude, a étudié cinquante-six mères, de un à deux ans après la mort d'un nouveau-né : il a constaté que dix-neuf d'entre elles avaient des perturbations psychiatriques majeures.

Je vous propose donc ces quelques réflexions sur ma propre écoute de ce que disent les parents de ces morts, de ces pertes, et de ce qu'elles peuvent représenter pour les grossesses suivantes, pour les futurs frères et sœurs de ces bébés non nés. Il faut ici, après avoir parlé du rôle de la fratrie et des grands-parents, parler des futures grossesses de la mère, ainsi que des enfants survivants et suivants du couple.

La biographie de Paul Verlaine offre un schéma particulièrement impressionnant d'une issue du « Mourir avant de n'être ». Il est intéressant de rappeler, comme le fait M.-F. Porché [1], que le poète est né après trois fausses couches de Mme Verlaine et que les fruits de ces trois grossesses malheureuses avaient été conservés dans l'« esprit de vin » par sa mère, en trois bocaux exposés à la vue... Quel avatar de l'œdipe maternel chez cette mère d'alcoolique ? Avec la figure du classique père absent, capitaine dans le génie, même configuration familiale que chez son complice et ami Arthur Rimbaud... De quel deuil maternel Verlaine était-il donc issu, lui qui avait pour prénoms *Paul-Marie* et savait découvrir dans cette double nomination l'oscillation répétitive de ses élections amoureuses, et, partant, de sa fondamentale ambisexualité ? Quel fantasme maternel avait pu induire

---

1. M.-F. Porché, *Verlaine tel qu'il fut*, Paris, Seghers.

chez lui un poème tel « L'Assomption » (comme le remarquait Antoinette Gordowski dans son texte « Hiéroglyphes du corps [1] ») :

> Aujourd'hui c'est ma fête et j'ai droit à des fleurs
> (Sous mon autre prénom, je n'ai droit qu'à mes pleurs)
> Car sachez-le bien tous, je m'appelle Marie ;
> Et sous le nom puissant d'une mère chérie,
> Je me sens protégé du mal et du péché [2].

Fils de la Vierge Marie, frère du Petit Jésus ? Enfant issu d'une immaculée conception et voué en conséquence, dès avant de naître, à la mort ? Les spécialistes de psychocritique s'y sont intéressés de près. Il y a de quoi.

Mais je reviens à une clinique plus proche. Une des souffrances les plus vives des parents (peut-être davantage chez les mères que chez les pères) est la non-perception de la mort périnatale comme perte d'un enfant, *le non-événement* que cette perte représente souvent pour l'entourage, qu'il soit médical ou familial ; cela étant scandé, orchestré par des phrases du style : « Vous êtes jeunes, vous en ferez un autre » ; « Il ne faut plus y penser, ce ne sera qu'un mauvais souvenir que vous oublierez », etc. ; ou encore (pire d'ambivalence) : « C'est la nature qui a bien fait les choses, elle élimine les fœtus non viables. » Et, dans le cas particulier d'interruption médicale de grossesse pour trisomie ou atteinte de drépanocytose – puisqu'il s'agit alors d'éliminer des enfants vivants et viables : « Vous avez bien eu raison de ne pas le garder, il aurait eu une qualité de vie très mauvaise, ç'aurait été

---

1. Antoinette Gordowski, « Hiéroglyphes du corps », in *La Chaussée d'Antin*.
2. P. Verlaine, « L'Assomption », in *Œuvres poétiques complètes*, Paris, Gallimard, « La Pléiade », 1992, p. 1018.

un tel poids pour les frères et sœurs..» « Personne, me disait une patiente qui avait accepté une interruption médicale de grossesse en raison de la trisomie de son bébé, n'a compris mon angoisse, ma question : Est-ce que j'ai bien fait de ne pas le garder, pour lui, pour nous, pour la fratrie ? Est-ce qu'il a souffert pendant l'accouchement ? Est-ce qu'il est né vivant, ou est-il mort pendant l'accouchement ? » La question de la souffrance du fœtus (du bébé) pendant l'accouche-ment ou dans les heures qui précèdent l'arrêt de l'ac-tivité cardiaque, ou l'arrêt des mouvements perçus par la mère, est récurrente chez presque toutes les mères. Et la réponse des soignants reste encore très floue. « Qu'est-ce que mon enfant a compris de ce rejet ? s'interrogeait une mère qui avait choisi d'interrompre la grossesse en raison d'une *spina bifida* du bébé. Telle mère dont le bébé était mort pendant l'accouchement écrivait : « J'ai écrit cette lettre pour mon bébé, pour sa souffrance inutile et en souvenir de sa vie dans mon ventre. » « Je n'ai pas su trouver les bons mots pour lui expliquer », disait une autre (précisons que cette dernière n'avait pas voulu savoir le sexe du bébé pour ne pas obérer l'avenir de ses deux autres enfants – un garçon et une fille –, n'avait pas non plus voulu d'in-humation pour le bébé, ni d'inscription sur le livret de famille).

Quel est le travail de deuil de quelqu'un qui perd un enfant ? Peu de réponses à cette question dans la stricte métapsychologie freudienne qui définit le deuil comme une élaboration psychique qui s'opère à partir de certaines traces qu'a laissées le mort et que l'en-deuillé reprend et rejette. Mais, quand un parent perd un enfant à la naissance ou juste avant, *in utero*, il perd quelqu'un qui n'a pas vécu. Sujet qui a été admi-rablement décrit par l'écrivain japonais Kenzaburô Ôé, prix Nobel de littérature, dans plusieurs livres et nouvelles autobiographiques à propos de la naissance de son bébé malformé et condamné (*Une affaire personnelle* et « Agwii, le monstre des nuages »[1]). Comment en effet faire le deuil de ce qui n'a pas eu lieu, le deuil d'« on ne sait quoi et presque rien » ? Cette dimension, dans la mort d'un fœtus ou d'un nourrisson, du non-accomplissement d'une vie, ce thème de la perte, non pas d'un passé commun, mais surtout de ce que potentiellement l'enfant aurait pu donner s'il avait vécu, est caractéristique de la souffrance des parents entendus au cours des consultations après une mort périnatale. Il s'agit d'une clinique étonnante, bizarre à première vue, et qui donne beaucoup à comprendre sur le deuil en général. Elle souligne l'importance, la nécessité d'une approche différentielle du travail de deuil. Jean Allouch, un des psychanalystes contemporains qui ont repensé la conception freudienne du deuil, dans son livre iconoclaste, *Érotique du deuil au temps de la mort sèche*[2], pense, avec justesse, me semble-t-il, que le deuil de l'enfant est le paradigme du deuil ; paradigme qui pourrait s'énoncer de la manière suivante : « Moins aura vécu celui qui vient de mourir, plus sa vie sera restée une vie en puissance, plus dur sera le deuil. »

Trois facteurs de risques, susceptibles d'aviver, à mon sens, un deuil pathologique, sont omniprésents dans les morts périnatales. Le premier : il n'y a presque jamais de corps qui puisse être vu ; caractéristiques de cette occultation sont les produits de fausses couches après révision utérine, les petits fœtus souvent cachés aux parents ou à peine entrevus, l'anesthésie qui gomme parfois le moment de la sortie, l'absence, enfin, tant du mot « accouchement » que de

---

1. Kenzaburô Ôé, *Une affaire personnelle*, Paris, Stock, 1985, et « Agwii le monstre des nuages », in *Dites-nous comment survivre à notre folie*, Paris, Gallimard, 1982.
2. J. Allouch, *Érotique du deuil au temps de la mort sèche*, Paris, EPEL, 1995.

sa représentation anticipée ; de nombreuses femmes ne s'attendent pas en effet à accoucher, elles pensent qu'on va leur enlever le bébé, l'aspirer, le faire disparaître ; elles ne savent pas non plus que cela peut durer plusieurs heures, voire plusieurs jours. (Voir les discussions, dans notre groupe de parole sur les décès périnatals à Saint-Antoine [1], autour du mot employé pour décrire la situation : accouchement ? mini-accouchement ? avortement ? intervention médicale ou chirurgicale ? naissance ? mort ? du fœtus ? du bébé ? de l'enfant ?) Le deuxième facteur c'est qu'il n'y a pas, la plupart du temps, dans les morts périnatales, de rituel, pas de funérailles (le coût de l'inhumation fait d'ailleurs partie du problème) ; sans parler du mystère qui plane autour des autopsies, et du silence ou du non-dit sur le devenir des corps des fœtus. Le troisième facteur, c'est que la place de l'enfant mort dans les générations n'est pas toujours claire : ce dernier est parfois télescopé, oublié, voire – comme dans certaines cultures d'Afrique de l'Ouest – renvoyé à une place d'ancêtre ou d'un autre personnage familial mort antérieurement.

Il existe une déclinaison d'histoire de « non-naître » dans laquelle la grossesse ne se termine pas par la naissance prévue, et sur la clinique de laquelle il est intéressant de s'arrêter quelques instants : c'est la mort fœtale *in utero*. À l'occasion d'une échographie de routine, ou lors d'un examen pratiqué en urgence, il existe en effet des cas où l'on découvre que le cœur du fœtus ne bat plus, que le bébé est mort. Et là, à la différence d'une interruption médicale de grossesse décidée à la suite d'un diagnostic anténatal, les parents, sidérés par la brutalité de l'événement et son caractère inattendu, n'ont guère le temps de se pré-

---

1. Cf. à ce sujet G. Delaisi, *La Part de la mère*, Paris, Odile Jacob, 1997.

parer à cet accouchement si douloureux qu'est celui d'un bébé mort, qui sera en outre resté quelques jours ou semaines mort dans le ventre de sa mère. Cette brutalité entraîne incrédulité d'abord, culpabilité ensuite. Les mères surtout se reprochent tout et n'importe quoi : d'avoir trop marché, bu, fumé, fait des courses, des rangements, etc. ; alors que, dans la majorité des cas, la cause de cette mort reste souvent inexpliquée et n'a rien à voir avec ces raisons. Les mères vivent ce sentiment très pénible qu'elles décrivent ainsi : « Mon corps devient une tombe », évoquant le temps entre le moment où le fœtus cesse de bouger et celui de l'expulsion. Dans ces conditions, c'est souvent après l'accouchement seulement que le couple prendra progressivement conscience de l'arrêt de la grossesse et réalisera que la naissance n'aura pas lieu comme prévu.

Quant aux pères, il y a aussi beaucoup à entendre dans leur souffrance, assez différente de celle de la mère. Pour eux, il existe également une blessure narcissique, mais une blessure qui se situe davantage au niveau de la fonction « contenante », protectrice de la femme enceinte. Leur souffrance est en outre encore moins reconnue socialement que celle de leur compagne. Les hommes perçoivent souvent difficilement tant le vécu de l'accouchement, moment très personnel, que la culpabilité et les auto-reproches de leur femme. Les pertes du début de la grossesse enfin sont peu reconnues par les pères qui y voient souvent un échec provisoire et pensent davantage à l'avenir. Banalisation qui constitue souvent une source de malentendu profond à l'intérieur des couples.

Les pédiatres américains M. Klaus et J. H. Kennel recommandent d'ailleurs de recevoir les deux parents ensemble pour les aider précisément à faire le deuil ensemble. Nous nous sommes inspirées de cette pratique à l'hôpital Saint-Antoine dans le cadre de notre consultation en binôme médecin fœtopathologiste/ psychanalyste (avec le Dr Nicole Mulliez). De manière significative, on se rend compte, au cours de ces consultations, à quel point le fait d'évoquer avec un couple un deuil périnatal donne à entendre le fantasme du roman familial des deux parents ; c'est en effet tout l'arbre généalogique de deux familles, maternelle et paternelle, qui est décliné, déployé, avec ses trous, ses blancs, ses télescopages de générations. La consultation en binôme permet un accès plus facile et plus dédramatisé – souvent truffé d'anecdotes, d'histoires de vie – à cet arbre, qui, comme on le fait avec un génogramme en thérapie familiale, peut ensuite être repris, en y accrochant les diverses paroles qui ont été dites autour de l'événement – ou le non-événement – de la mort du bébé.

> Aujourd'hui c'est ma fête et j'ai droit à des fleurs
> (Sous mon autre prénom je n'ai droit qu'à mes pleurs)
> Car sachez-le bien tous, je m'appelle Marie.
>
> Paul VERLAINE, « L'Assomption [1] ».

Geneviève DELAISI

---

1. P. Verlaine, « L'Assomption », *loc. cit.*

ME REFUSEZ-VOUS DONC UNE PLACE ?

À Jean-Yves Pouilloux

Cette parole de mourant, dont j'essaierai de préserver le caractère énigmatique ou ambivalent, m'a semblé être un moyen d'entendre et de faire entendre quelque chose que l'analyse plus distanciée de certains enjeux juridiques et philosophiques concernant un hypothétique « droit à la vie » ne parvient pas à atteindre. Sur ce thème, André Comte-Sponville a d'ailleurs avancé naguère quelques remarques éclairantes dont je ne retiendrai d'abord que la formule suivante : « La vie n'est pas un droit parce que la mort n'est pas susceptible d'avoir des devoirs [1]. » Ce qui ne veut évidemment pas dire en retour que les morts n'ont aucun droit, ou que nous n'avons aucun devoir envers eux. J'évoque cela en commençant car c'est finalement la raison banale, ordinaire, et dont il me

---

1. « À propos de la vie, du droit et de la morale », dans le volume *Éthique médicale et droits de l'homme*, Arles, Actes Sud, 1988 ; texte repris in *Une éducation philosophique*, Paris, PUF, 1989, « Droit à la vie, droit à la mort ».

faut dire un mot, qui m'a conduit progressivement à m'engager plus avant dans ces questions qu'on réduit trop vite aujourd'hui au vocable équivoque de « bioéthique » : je veux parler de certaines expérimentations médicales sur des êtres humains en coma prolongé (état végétatif chronique) ou en coma dépassé (mort cérébrale) ; cela avait donné lieu il y a une dizaine d'années à de vives discussions et prises de position, et notamment à un bref « article » de la billettiste du *Monde*, Claude Sarraulte, qui m'est depuis resté en mémoire. Cet article, intitulé « Mort à crédit [1] », s'indignait des réactions indignées devant des pratiques médicales pourtant illégales et posait une fausse question à laquelle la réponse était donnée d'avance : « Pourquoi est-ce que pour sauver des vies on n'aurait pas le droit de se servir des morts ? Complètement, librement. Enfin quoi, on n'est pas un peu mort ! » Mais la formule qui m'avait le plus heurté était la suivante : « Depuis quand les morts ont-ils encore des droits ? » Par l'intermédiaire de cette parole de bêtise pure, d'autant plus insupportable qu'elle était censée exprimer le bon sens dans sa forme la moins défendable, celle de la bonne conscience, m'est revenue de manière abrupte l'évidence que, si les morts ne peuvent pas répondre, c'est que nous avons à répondre d'eux.

Cela m'amène à une remarque plus générale : dans ce domaine, philosophie et anthropologie ont plus souvent affaire à la question du statut des mourants ou à la question du « droit de mourir ». Concernant la première, dans l'innombrable littérature d'histoire culturelle sur les attitudes devant la mort, on peut retenir le petit livre admirable de clarté écrit par le sociologue Norbert Élias, *La Solitude des mou-*

---

1. C. Sarraulte, « Mort à crédit », *Le Monde*, 1er mars 1988.

rants [1] ; concernant la seconde, des philosophes aussi différents que Ronald Dworkin et Hans Jonas ont développé tout récemment une série d'analyses dont la tradition est immémoriale : c'est la question du suicide et plus spécifiquement de l'euthanasie, qui engage une volonté de disparaître, de ne plus être [2]. En revanche, il y a peu de choses concernant ce qui n'en est le symétrique qu'en apparence : le « droit » de vivre, entendu ici non comme un droit au sens strict, mais comme l'*actualisation* d'un processus en devenir, comme le *désir* d'un être à venir, et qu'une interruption accidentelle peut interdire à jamais.

Cette situation peut évidemment s'expliquer par la nouveauté relative du sujet, comme l'a fait ressortir l'historienne Barbara Dudden dans un livre récent, *L'Invention du fœtus* [3] ; et les discours philosophiques mobilisables apparaissent alors bien convenus : consolation, résignation, détachement. André Comte-Sponville s'en fait l'écho, dans un autre passage du texte que je citais en commençant : « Parler d'un droit à la vie, c'est faire de la mort un ennemi, et en vain. [...] L'expression " droit à la vie ", si elle avait un sens rigoureux, supposerait que toute mort soit un crime. » Et, dans le droit-fil d'une certaine tradition philosophique, il en conclut que « c'est ne pas comprendre ce qu'est la vie, et qu'elle suppose la mort, et qu'elle la porte en elle, dès le commencement, non seulement comme son terme, mais peut-être comme sa condition. Vouloir la vie sans la mort, en vérité, c'est ne pas vouloir la vie, ou se tromper sur elle ». Malgré sa vérité factuelle, la vanité de ce discours est peut-être plus

---

1. Norbert Élias, *La Solitude des mourants*, Paris, Bourgois, 1987.
2. R. Dworkin, *Life's Dominion*, New York, 1993 ; H. Jonas, *Le Droit de mourir*, Paris, Rivages, 1996.
3. B. Dudden, *L'Invention du fœtus*, Paris, Descartes and Cie, 1996.

évidente encore lorsqu'il s'agit de la disparition d'un être qui n'est pas encore né, qui n'a pas encore eu de *visage* identifiable en miroir, et qui n'en aura jamais. Et cette vanité peut provoquer en retour une violence psychique au moins égale à celle du personnage principal de *La Chambre verte*, film de François Truffaut qui s'ouvre sur une scène de refus radical dans laquelle un prêtre est violemment repoussé hors de la réalité d'un deuil.

En ce sens toute parole de consolation, de résignation ou de sérénité peut être vécue comme un déni de réalité, comme un discours d'autant plus délirant et insupportable qu'il prétend pouvoir remédier à une souffrance. Or, du détachement philosophique à la consolation religieuse, c'est une même littérature qui se développe et se reproduit inlassablement, liée à l'exercice d'une mise à distance, à l'acceptation de la mort, la sienne autant que celle d'autrui, et qu'une phrase de Montaigne reprise de la tradition latine a fixée dans une certaine mémoire commune : « Que philosopher c'est apprendre à mourir. » Sous une forme différente et plus complexe, c'est encore ce qui résonne dans la méditation heidéggérienne de « l'être-pour-la-mort ». Ce discours m'a toujours semblé irréel [1], sauf peut-être dans ses moments de plus grande violence, de pure imprécation terrifiante, comme dans une certaine tradition du christianisme augustinien qu'on peut entendre chez Luther ou chez Pascal : « Tout ce qui est né mérite de périr. » Mais même cette violence, compréhensible seulement dans le rappel de la mort comme châtiment – ce qui me semble correspondre à un niveau de réalité psychique que certains textes de Freud ont essayé de mieux iden-

---

1. Pour une analyse en sens contraire, cf. le petit livre substantiel de F. Dastur, *La Mort*, Paris, Hatier, coll. « Optique/Philosophie », 1995.

tifier [1] –, se referme immédiatement sur le dispositif rassurant d'un espoir de salut qu'elle n'aura finalement servi qu'à intensifier [2].

Tout se passe donc comme si les dispositifs religieux du salut avaient à ce point structuré la forme même de l'attention philosophique à la question de la mort que se trouve négligée, ignorée et en un sens refoulée la seule chose vraiment importante à mes yeux : que la mort ne nous concerne en propre que dans la disparition des autres. Même ceux des philosophes qui ont directement affronté ces dispositifs pour construire un autre lieu de pensée, comme Épicure, Lucrèce ou Spinoza, ne réussissent pas vraiment à sortir de l'emprise qui tient la mort dans un strict rapport à soi, la posant comme un non-lieu dont il faut annuler toutes les images irréelles [3]. Or ce n'est pas du tout la même chose de dénouer les illusions entretenues à propos de notre mort et d'éprouver la réalité du deuil d'un être proche, même si cette réalité

---

1. Je pense évidemment aux « Considérations actuelles sur la guerre et sur la mort » recueillies dans S. Freud, *Essais de psychanalyse*, Paris, Payot, 1988.

2. Pour une expression plus apaisée de ce niveau de réalité psychique, cf. la lettre de Victor Hugo à propos de la mort à trois mois de son premier fils, qui frappe par sa volonté d'annuler *ensemble* la mort et la naissance : « Tout le monde est ici plongé dans la stupeur, comme si Léopold, comme si cet enfant né d'hier, cet être maladif et délicat, n'était pas mortel. [...] Il ne faut pas croire que Dieu n'ait eu son dessein en nous envoyant ce petit ange si tôt rappelé à Lui. Il a voulu que Léopold fût un lien de plus entre vous, parents, et nous, enfants dévoués. » Cette lettre est évoquée par Ginette Raimbault, *Lorsque l'enfant disparaît*, Paris, Odile Jacob, 1996.

3. À titre d'exemple, cf. Lucrèce, *De la nature*, Paris, Garnier-Flammarion, p. 109 : « " Pour toi, tel que tu t'es endormi dans la mort, tel tu demeureras éternellement, exempt de toutes les douleurs. Mais nous, au pied de l'horrible bûcher où tu achèves de te réduire en cendres, nous n'avons cessé de te pleurer, aucun jour de l'avenir ne t'arrachera de notre cœur. " Qu'ils nous disent, ceux qui parlent ainsi, à quelle source amère peut s'entretenir un deuil qui nous consume éternellement, alors que tout se réduit au sommeil et au repos. »

relève d'une construction imaginaire. C'est pourquoi, malgré toutes les (bonnes) réserves que « la » tradition philosophique plus récente peut faire valoir à l'encontre d'une parole venue du champ analytique, il me semble que les ressources et les faiblesses de cette parole, elle-même plurielle et tout aussi divisée que celle de la philosophie, sont ici de plus grande conséquence. La mort, c'est le deuil, comme on peut dire que la psychanalyse, c'est ce qui se passe dans l'analyse ; c'est bien cette équivalence sans reste que nous invite à affronter le titre de cette journée. C'est du moins ainsi que je l'entends.

Que dire néanmoins qui provienne d'un horizon philosophique ? Les seuls philosophes un peu éclairants me semblent être ceux qui font du naître et du mourir une forme d'aporie, l'impossibilité à déterminer ce qui commence et ce qui finit, peut-être pour avoir éprouvé le deuil comme ce qui force à penser, à se déprendre de sa mélancolie. En dépit de la formule que je rappelais à l'instant, Montaigne est l'un de ces philosophes, précisément parce qu'il construit à travers les *Essais* un mouvement de pensée assez singulier : commençant par le plus convenu, le plus traditionnellement requis de l'exercice philosophique, il en vient à tout autre chose, à partir d'un travail d'écriture qui est l'une des formes possibles du deuil, comme l'a rappelé tout récemment le livre de Ginette Raimbault, *Lorsque l'enfant disparaît* [1]. Dans ce travail singulier se manifeste une autre expérience de la mort, une autre pratique de la pensée que celle d'un « être-pour-la-mort » : la méditation d'un passage continuel du naître au mourir et du mourir au naître [2], qui m'a semblé offrir ici quelque recours.

---

1. G. Raimbault, *op. cit.*
2. « La défaillance d'une vie est le passage à mille autres

« Nous n'avons aucune communication à l'être »

Cette formule, dont Claude Lévi-Strauss disait naguère qu'elle est « la plus forte peut-être qu'on puisse lire dans toute la philosophie [1] », sera ici mon leitmotiv : il ne s'agit pas dans ce qui suit d'en proposer un commentaire ni même une exégèse, mais de faire résonner la multiplicité des voix mortes auxquelles elle répond et de rendre présente une forme de deuil dont elle porte indirectement le signe. Par son entremise, on peut alors tenter de saisir un passage, un entre-deux où se joue quelque chose de la substitution de *n'être* à *naître*, là même où cette substitution pourrait apparaître frivole ou singulièrement déplacée, comme chacun d'entre nous a dû se le dire à un moment donné face à ce titre auquel nous étions convoqués : « Mourir avant de n'être. » Cette substitution est-elle insignifiante, c'est-à-dire vide ou dérisoire en regard de la souffrance qu'elle cherche à désigner ? Pour vaincre mon malaise initial et forcer ce passage qui incite, qui provoque la langue à dire autre chose que ce qui est convenu ou convenable face à la mort, il m'a semblé que la seule manière de faire serait de suivre ici le mouvement de pensée que cette phrase emporte.

C'est une phrase de Montaigne, ou plus exactement le début d'une phrase de Montaigne réécrivant un texte de Plutarque dans lequel celui-ci s'interroge sur le sens du mot *être* ; cette amorce de phrase se trouve à la fin de l'« Apologie de Raymond Sebond », chapitre cardinal des *Essais* où, comme le dit encore

vies », *in* Montaigne, *Essais*, III, 12, Paris, Gallimard, « La Pléiade », p. 1032.

1. C. Lévi-Strauss, *Histoire de lynx*, Paris, Plon, 1991, p. 284.

Claude Lévi-Strauss, « l'ouvrage entier se reflète comme dans un microcosme [1] ». Si elle m'est revenue en mémoire comme une ressource susceptible de surmonter ma réticence initiale, comme une manière de la neutraliser partiellement et provisoirement, c'est parce que la phrase entière dit très exactement ceci :

> « Nous n'avons aucune communication à l'être, par ce que toute humaine nature est toujours au milieu entre le naistre et le mourir, ne baillant de soi qu'une obscure apparence et ombre, et une incertaine et débile opinion [2]. »

Ce n'est évidemment pas le sens philosophique littéral de cette phrase qui importe ici, héritier d'une tradition longue et entremêlée qui conjugue le flux héraclitéen et l'incapacité à saisir quoi que ce soit face à l'action dissolvante du temps, signe de notre inexistence, de notre *passage*, de notre poussière, de notre vide. Ce que j'en retiens surtout, c'est l'entrelacement des mots qu'elle fait entendre curieusement dans ce triangle où le seul point fixe est la mort, et qui reconduit à une expérience ou à une interprétation philosophique singulière du naître et du mourir comme absence d'être, comme négation de l'être : nous ne sommes pas, nous ne serons jamais, nous sommes toujours en train de naître et de mourir. Dans le mouvement heurté, parfois contradictoire, des paroles philosophiques que Montaigne mobilise autour de la mort et reformule à sa manière, celle-ci m'a donc semblé plus éclairante que d'autres.

Les *Essais* ont longtemps été lus, notamment dans la tradition scolaire française, comme un livre de sagesse, une leçon de choses débonnaire permettant d'accéder à une certaine tranquillité de l'âme, une voix

---

1. *Ibid.*, p. 286.
2. Montaigne, *Essais*, II, 12, « La Pléiade », p. 586.

d'apaisement dans une période tourmentée et violente ; et maints développements de Montaigne sont là pour justifier cette lecture, dont les plus connus et les plus cités dans les recueils de morceaux choisis se trouvent dans l'ultime chapitre, « De l'expérience » : « Pour moi donc, j'aime la vie... » Pourtant, la lecture de cette œuvre difficile et improbable a commencé à changer profondément, jusqu'à susciter aujourd'hui de multiples analyses sur les monstruosités et les replis obscurs qu'elle renferme, et je crois que cette nouvelle orientation de lecture et d'interprétation doit beaucoup au travail de Michel Butor. Dans un livre qui a fait date, celui-ci a rappelé combien les *Essais* sont d'abord un livre-tombeau, au sens du genre littéraire que ce nom désigne : le lieu d'une remémoration, l'édification d'une statue de mémoire [1]. Même si ce motif inaugural a été recouvert et modifié par d'autres motifs davantage connus ou cités, il est évoqué très clairement au début d'un essai intitulé « De l'affection des pères aux enfants » :

> « C'est une humeur mélancolique, et une humeur par conséquent très ennemie de ma complexion naturelle, produite par le chagrin de la solitude en laquelle il y a quelques années je m'étais jeté, qui m'a mis premièrement en tête cette rêverie de me mêler d'écrire. Et puis, me trouvant entièrement dépourvu et vide de toute autre matière, je me suis présenté moi-même à moi, pour argument et pour sujet. C'est le seul livre au monde de son espèce, d'un dessein farouche et extravagant [2]. »

Malgré le titre de cet essai, le deuil dont il est ici question n'est pas celui d'un enfant. Montaigne et sa

---

1. M. Butor, *Essai sur les Essais*, Paris, Gallimard, 1965. En un sens les *Essais* inaugurent une écriture de la perte dont maints exemples modernes attestent l'importance.
2. Montaigne, *Essais*, II, 8, « La Pléiade », p. 364.

femme en ont pourtant subi l'épreuve répétée, et il en existe une trace manuscrite sous la forme d'une lettre que j'évoque en passant car elle tisse un singulier entrecroisement de voix, un dispositif complexe où Plutarque est également convoqué. Écrivant à sa femme à l'occasion de la perte de leur première fille deux mois après sa naissance, Montaigne se contente de lui dédier une lettre de consolation de Plutarque à la sienne, écrite à l'occasion de la mort de leur fille âgée de deux ans ; cette transmission apparemment impersonnelle d'une parole de consolation – qui redouble en fait les intercesseurs [1] – manifeste à l'évidence un détachement, sinon une sécheresse, qu'il serait un peu commode de réduire aux seules rigueurs du temps. Sur ce sujet, Montaigne ne fait pas mystère de son peu de sensibilité :

> « Aussi n'ai-je point cette forte liaison qu'on dit attacher les hommes à l'avenir par les enfants qui portent leur nom et leur honneur [...] et n'ai jamais estimé qu'être sans enfant fût un défaut qui dût rendre la vie moins complète et moins contente [...] Les enfants sont du nombre des choses qui n'ont pas fort de quoi être désirées, notamment à cette heure qu'il serait difficile de les rendre bons ; et si [pourtant] ont justement de quoi être regrettés à qui les perd après les avoir acquises [2]. »

Sans m'attarder sur le réseau des filiations multiples auxquelles renvoie ce passage faussement limpide, j'en retiens la confirmation du caractère mineur pour Montaigne du deuil répété de ses enfants, qui n'a

---

1. Cette lettre fut en effet traduite par La Boétie, le seul ami, celui dont Montaigne porte le deuil. En un sens, c'est la présence absente de La Boétie que Montaigne envoie à sa femme, comme le signe d'un deuil qui en recouvre un autre.
2. Montaigne, *Essais*, III, 9, « La Pléiade ».

joué dans sa décision de retraite et d'écriture aucun rôle comparable à celui d'autres deuils.

Car le sentiment que Montaigne évoque dans le passage cité plus haut, c'est le deuil consécutif à la mort d'Étienne de La Boétie auquel le livre des *Essais* devait d'abord servir de lieu de mémoire. Le motif en est lisible en toutes lettres dans plusieurs chapitres et notamment celui qui consacre en tant que telle l'importance de la relation de Montaigne et La Boétie, « De l'amitié [1] ». Mais ce ne sont pas ces développements célèbres, quoique toujours énigmatiques, que je retiendrai. Plus significative, plus éclairante ici m'apparaît l'injonction poignante de La Boétie au moment de mourir, telle qu'elle est rapportée dans une autre lettre de Montaigne adressée à son père :

« " Mon frère, me dit-il, tenez-vous près de moi, s'il vous plaît. " Et puis ou sentant les pointes de la mort plus pressantes et poignantes, ou bien la force de quelque médicament chaud qu'on lui avait fait avaler, il prit une voix plus éclatante et plus forte, et donnait des tours dans son lit avec tout plein de violence : de sorte que toute la compagnie commença à avoir quelque espérance, parce que jusque lors la seule faiblesse nous l'avait fait perdre. Lors entre autres choses il se prit à me prier et reprier avec une extrême affection, de lui donner une place : de sorte que j'eus peur que son jugement fût ébranlé. Même que lui ayant bien doucement remontré qu'il se laissait emporter au mal et que ces mots n'étaient pas d'homme bien rassis, il ne se rendit point au premier coup, et redoubla encore plus fort : " Mon frère, mon frère, me refusez-vous donc une place ? " Jusqu'à ce qu'il me contraignît de le convaincre par raison et de lui dire que, puisqu'il respirait et parlait, et qu'il avait corps, il avait par consé-

---

1. *Ibid.*, I, 28.

quent son lieu. " Voire, voire, me répondit-il lors, j'en ai, mais ce n'est pas celui qu'il me faut ; et puis quand tout est dit, je n'ai plus d'être " [1]. »

Ce qui frappe d'emblée, c'est l'énigme encore présente du sens de ces phrases et de ces demandes ; et il m'a semblé – ce qui explique le titre de ma communication – qu'on pourrait tout aussi bien les entendre comme celles d'un enfant à naître, si on lui supposait la capacité de parole : « Me refusez-vous donc une place ? » Comme saurait l'éclairer une lecture psychanalytique que je laisse ici en suspens, la mort d'un être avant sa naissance peut aussi être vécue sous la forme culpabilisante d'un *accueil refusé*, ici énoncé dans les paroles d'un mourant à l'adresse d'un vivant sans qu'on sache, sans qu'on puisse décider si ces paroles appellent à un au-delà de la mort ou au désir d'être encore présent, d'être enfin présent dans une « parfaite et entière communication » selon les termes mêmes par lesquels Montaigne définit l'expérience qui console de la disparition [2].

Une part essentielle de l'écriture des *Essais* peut se comprendre comme le déploiement interminable des effets de cette requête qui nourrit le deuil, qui l'identifie à une certaine forme de mélancolie, mais qui engage aussi, comme certains interprètes l'ont relevé [3], le projet sans complaisance d'une compréhension de soi :

---

1. Fragment d'une lettre, Montaigne, « La Pléiade », p. 1359-1360 (je me suis permis de moderniser l'orthographe et la ponctuation).

2. Montaigne, *Essais*, II, 8, « La Pléiade », p. 376 : « car, comme je sais par une trop certaine expérience, il n'est aucune si douce consolation en la perte de nos amis que celle que nous apporte la science de n'avoir rien oublié à leur dire, et d'avoir eu avec eux une parfaite et entière communication ».

3. À titre exemplaire, je pense à l'analyse de Jean-Yves Pouilloux « À l'ami, le deuil et la pensée » ; texte repris dans *L'Éveil de la pensée*, Paris, Honoré Champion, 1995.

« lui seul jouissait de ma vraie image, et l'emporta. C'est pourquoi je me déchiffre moi-même, si curieusement [1] ».

Ce passage finalement biffé par Montaigne dans son exemplaire interminablement retouché donne à entendre le jeu de substitution par lequel l'écriture endeuillée a suppléé à cette « parfaite et entière communication » dont la privation ouvre l'espace d'un travail à venir, le passage à mille autres vies.

L'acte de naissance

De quel être manquant et pourtant désiré peut-il s'agir, dont l'écho résonne étrangement dans les paroles à demi délirantes de La Boétie ? L'ambivalence que j'y entends, si elle ne relève pas simplement d'une confusion mentale à laquelle je me laisserais emporter à mon tour, comment lui donner une forme plus identifiable ? Repensant alors à quelque chose de moins connu et de plus littéralement fictif que les écritures de deuil dont Ginette Raimbault a fait l'analyse et qui caractérisent aussi, comme je viens de le rappeler, une dimension essentielle des *Essais*, je me suis reporté au chapitre décrivant le monde des non-nés, *the unborn*, dans le livre un peu oublié de Samuel Butler, *Erewhon* [2] – et je crois me souvenir que cette lecture déjà ancienne me vient de la fréquentation du travail d'Octave Mannoni.

---

1. Montaigne, *Essais*, III, 9, « La Pléiade », p. 1652, note 3 de la p. 961.
2. Pour une présentation de l'œuvre de Samuel Butler, cf. la préface de Valery Larbaud à S. Butler, *Erewhon*, Paris, Gallimard, coll. « L'Imaginaire », 1981. Il n'est pas impossible que les mouvements *pro-life* aient repris à ce livre l'expression ainsi forgée, *the unborn*, en la détournant de son sens initial qui est plutôt une critique de l'existence en tant que telle.

Dans ce récit utopique d'un genre hybride, Samuel Butler restitue la mythologie par laquelle les habitants d'Erewhon se représentent le monde des « non-nés » et le passage dans le monde des « mortels » :

> « ils les considèrent comme des âmes pures et simples, mais vivant une sorte d'existence gazeuse et pourtant plus ou moins anthropomorphe, comme celle d'un esprit ; et par conséquent ils n'ont ni chair, ni sang, ni chaleur [...]. D'autre part, tant qu'ils résident dans leur monde ils ne meurent pas ; pour eux la seule façon de mourir consiste à quitter leur monde pour le nôtre [...] ils ne peuvent quitter le monde des non-nés qu'en faisant les démarches nécessaires pour passer dans le nôtre ; c'est-à-dire en somme, en se suicidant [...] la plupart d'entre eux connaissent fort bien le risque effroyable qu'ils courront pour avoir voulu jouir de ce corps " doué de mouvement sensible et chaud " qu'ils désirent tant. Mais il en est parmi eux pour qui l'ennui d'une existence incorporelle est si intolérable qu'ils sont prêts à tout pour en changer ; et ils décident de s'en aller [...] il n'y a que les insensés qui songent à naître, et ceux qui sont assez sots pour y songer sont en général assez sots pour le faire [1] ».

Je laisse de côté l'humour swiftien de ce passage auquel on peut être allergique, qu'on peut même en un sens trouver insupportable. Ce que je retiens d'abord, c'est l'attestation du fait que la naissance est l'apparition d'un corps en plus qui demande à ce qu'on lui fasse place et qui se heurte aux réticences des « vivants » mortels et aux exhortations des plus sages d'entre les « non-nés ». Mais plus singulière encore me semble la caractérisation de la naissance comme privation, comme *restriction* plutôt que comme *augmen-*

---

1. S. Butler, *op. cit.*, p. 198-204.

tation d'être : *naître* serait alors se décider à *n'être que* ceci ou cela, se résoudre à ne pas être autre chose, remplir un horizon d'attente qui enserre les virtualités de toute vie réelle et les referme sur une réalité décevante, vouée à la désillusion, à la souffrance ou au désespoir. À travers cette idée transperce une angoisse masquée ou neutralisée par le recours à l'humour noir : sous la forme d'une fiction résonne ainsi une autre compréhension de la superposition des formes verbales qui revient finalement à présenter la naissance comme une déchéance ou comme un châtiment. Telle semble être la leçon du récit de cette mythologie autour de la naissance, dans lequel on peut entendre en écho la négation du « vouloir-vivre » dont Schopenhauer s'est fait au siècle dernier le porte-parole sombre et éloquent dans son livre majeur, *Le Monde comme volonté et comme représentation*. Mais on peut évidemment y lire autre chose, que la forme utopique du récit était incapable d'anticiper : ce sont bien ces virtualités d'êtres encore en attente qui constituent aujourd'hui le deuil d'une naissance empêchée, ce sont elles qui constituent un objet de pensée entièrement imaginaire et par là même plus difficile encore à mettre à distance dans le travail incertain du détachement.

Il y a d'ailleurs dans *Erewhon* un chapitre qui précède celui consacré au monde des « non-nés » et dont la tonalité suscite encore davantage la gêne pour un lecteur contemporain : il s'agit d'une interprétation de l'*acte* de naissance non comme *événement* mais comme *procédure* imposée à l'enfant qui va naître afin de dégager les parents de toute responsabilité quant à son être même :

> « On commence par déclarer que : Attendu que A.
> B. était membre du royaume des non-nés où il ne manquait absolument de rien et n'avait aucune cause de

mécontentement, etc., etc., il a, par ses caprices, dépravations et turbulences propres, conçu le désir de pénétrer dans ce monde-ci ; que par la suite il a fait les démarches nécessaires, telles qu'elles se trouvent énumérées dans le code du royaume des non-nés, et s'est mis, avec préméditation criminelle, à importuner et à agacer deux malheureuses personnes qui ne lui avaient fait aucun dommage et avaient vécu parfaitement satisfaites et heureuses jusqu'au moment où il eut conçu ce vil complot contre leur paix ; pour lequel tort il les supplie présentement, et en toute humilité, de lui accorder leur pardon [1]. »

Au-delà du malaise que cette forme d'humour noir manque rarement de provoquer, il n'est pas inutile de rappeler que ce traitement parodique d'une procédure juridique à travers la fiction littéraire est devenu réalité, mais dans le sens inverse, si l'on songe aux procès intentés par tel ou tel enfant qui considère sa naissance comme un dommage et qui en rend ses parents responsables. Dans l'espace juridique contemporain, l'incertain « droit à la vie » a maintenant une contrepartie bien réelle qu'on peut trouver sordide mais qui est parfaitement logique au regard des catégories du droit : le tort d'être né [2].

Mais, dans cette fiction vieille d'un siècle et marquée par une certaine phobie de la naissance, Samuel Butler était par contre incapable d'envisager le point de vue inverse, devenu aujourd'hui plus familier dans les situations d'échec en médecine prénatale : le *tort* de ne pas être né. Or c'est bien ce sentiment que les parents peuvent aujourd'hui éprouver avec une plus grande intensité, même si le langage du droit est ici déplacé dans ce qu'il peut avoir de trop objectivable.

––––––––––

1. *Ibid.*, p. 192-193.
2. Cette réalité nouvelle est évoquée dans le volume *Éthique médicale et droits de l'homme*, Arles, Actes Sud, 1988.

C'est aussi ce qu'on peut entendre dans la substitution ou plus exactement la superposition des deux formes verbales marquant la privation d'être ; comme si la violence de la négation à même le langage était ici déni d'existence sans recours, sans les ressources ordinaires d'un droit réparateur ou capable d'un relatif pouvoir de sublimation à travers des catégories symboliques.

Ce qui manque irrémédiablement dans ces formes de deuil, c'est évidemment cette privation à laquelle on pourrait donner un visage, cette privation d'un acte qui aurait dû être, qui n'aura pas été : une privation sans nom, hors de toute figuration corporelle, hors de toute chaleur identifiable. Je ne suis pas sûr qu'une analyse philosophique quelconque puisse prendre la mesure de cette privation nue, même si on peut en saisir le vide à travers certains mouvements de l'écriture de Montaigne qui en sont la conjuration réussie. Mais peut-être, au moins pour la dire, pour en articuler quelque chose, faut-il recourir à ces très anciennes catégories venues de la pensée aristotélicienne, comme je viens de le faire : *acte, puissance, privation*, seule façon de donner forme symbolique à ces nouvelles perceptions, à cette nouvelle expérience d'un processus jusqu'alors largement invisible dans l'espace social des émotions : celui de la gestation et de son incertain devenir, de son incertitude d'être [1]. Les progrès des biotechnologies médicales, en déstabilisant la représentation sensible de l'unité et de l'intégrité corporelle, en obligeant à en reconstruire une image différente, déplacent le lieu traditionnel du partage juridique et culturel du corps et de la per-

---

1. C'est tout l'enjeu qui se trouve rappelé, à coup sûr maladroitement, dans la définition de l'embryon et du fœtus comme « personne humaine *potentielle* ».

sonne [1] ; de la même manière, mais sur un plan symbolique plus immédiatement identifiable, la visibilité aujourd'hui irréversible de la gestation déplace inévitablement le partage ordinaire du naître et du mourir ou, pour reprendre le mouvement de pensée impulsé par Montaigne, modifie le sens de son impossible partage, ce que toute expérience de deuil rend immédiatement sensible.

Si les *Essais* sont, pour une part essentielle, l'effort d'écriture par lequel Montaigne a voulu répondre à une demande en conjurant l'angoisse culpabilisante d'un refus largement imaginaire, s'ils constituent l'espace mouvant – je serais presque tenté de dire, en référence à Winnicott, une sorte d'espace transitionnel – que l'amitié a rendu possible et le deuil nécessaire, ils font alors entendre, à leur corps défendant, ce qu'un écrivain a récemment exprimé d'une manière qui rend plus sensibles, plus présentes d'autres formes de deuil dont il est ici question (et je m'arrêterai sur la distance que cette citation autorise) :

> « Cette amitié bouleverse, elle nous pourchasse. Et même, on dirait que l'émotion s'adresse derrière l'ami à quelqu'un d'autre en Montaigne, à certains êtres vivaces en chacun qui le lit, vivaces en moi-même, dont les singularités nous échappent ou se sont brouillées avec le temps, des êtres que nous pressentons et qui nous manquent [2]. »

François ROUSSEL

---

1. Sur ces questions, le meilleur livre à ce jour me semble être celui de J.-P. Baud, *L'Affaire de la main volée. Une histoire juridique du corps*, Paris, Seuil, coll. « Des travaux », 1993.

2. J.-M. Delacomptée, *Et qu'un seul soit l'ami*, Paris, Gallimard, coll. « L'un et l'autre », 1995.

INCIDENTES

Nos amis anthropologues ont dénoncé l'attitude de notre société devant la mort, surtout la mort d'enfants, de nouveau-nés, de pas encore nés. L'attitude prévalante est celle de l'évitement, du rejet particulièrement notable à l'hôpital, comme nous avons pu le constater lors du parcours d'une certaine allée dans le cimetière de Thiais. Ailleurs les mauvais morts, essentiellement les nouveau-nés, les non-baptisés, ceux qui créent une rupture dans la filiation, qui risquent de troubler la paix des vivants, sont également éloignés de la vue du groupe. Sommes-nous certains, cependant, qu'ils sont exclus des pensées et de la mémoire ?

Je soulignerai ce contraste évident entre deux attitudes : celle, « officielle », se traduit dans les lieux (ou non-lieux) pour les morts et dans les registres d'état civil. Elle traduit le refus d'accorder l'existence aux ratés de la procréation et le refus d'admettre l'inéluctable trajet de tout être humain entre sa vie et sa mort. L'autre attitude traduit le vécu des humains pris un à un. Rien ne prouve, en effet, que, pour les familles, les pères et les mères, les frères et les sœurs, ces décès, ces « nés morts » soient marginalisés, exclus. Au contraire ! La psychanalyse, cette science qui accorde valeur au dire des sujets, a mis au jour les conflits psychiques de chacun, de chaque procréateur devant la perte de cet « objet » créé à deux et qui, dès le moment de sa conception, est lui aussi un « sujet » déjà investi et doué de parole – ne serait-ce que dans la pensée de ses parents. En témoigne l'histoire de cet enfant du Moyen Âge qui prie sa mère de ne plus tant pleurer afin que son linceul puisse sécher !

Une certaine réserve est à garder pour toute interprétation *a posteriori*, hors contexte, des attitudes devant la mort. Je pense, par exemple, au récit d'infanticides d'Alexandre Papadiamantis dans *Les Petites Filles et la Mort* [1] (dont le titre grec original signifie « la meurtrière »). L'héroïne n'est ni un monstre ni une folle. Elle est semblable aux femmes que l'on pouvait rencontrer dans les campagnes en Grèce, ou dans les contes populaires. Lucide, elle ne recule devant rien pour aider l'enfant qui a le malheur de naître fille et sa famille, compte tenu du triste sort réservé aux femmes dans la société grecque d'alors. L'auteur rapporte que dans certains villages, quand une fillette venait à mourir, les femmes consolaient la mère en ces termes : « Heureuse femme, il ne t'a fallu, pour la marier, qu'une aune de drap ! »

Cette meurtrière agissait pour le bien de l'enfant et de sa famille. Certes, nous pourrions donner nombre d'interprétations à l'aide ainsi proposée ou imposée, au désir sous-jacent à l'acte. Mais ne pourrions-nous pas également réfléchir devant certaines mesures prises dans et par notre société ou par certains de ses représentants « pour le bien » des familles ?

Une autre question est venue au cours de la dis-

----

1. Alexandre Papadiamantis (1903), *Les Petites Filles et la Mort*, Paris, La Découverte, 1992 ; Arles, Actes Sud, 1996.

cussion : hommes et femmes vivent-ils la perte de leur enfant de la même façon ? François Roussel nous a dit s'être reconnu dans les mots de Mme Camille Laurens, apportant ainsi une réponse à cette question. J'emprunterai à une patiente un fragment de ses pensées pendant sa grossesse :

> « Celui, celle qui est là dans mon corps, il sait, il me connaît, il connaît mon corps intime. Il me connaît comme moi je ne pourrais jamais me connaître. Je suis exclue de cette connaissance-là. Le mettre au monde, c'est nous séparer. Lui devient un autre. Il garde en lui – pour lui – ce qu'il sait de moi et m'est à tout jamais inaccessible. C'est l'amputation de moi physique et psychique. »

« Je ne me verrai jamais de là d'où tu me vois », disait Lacan, tandis que Winnicott désignait l'œil de la mère comme premier miroir dans lequel se mire l'enfant. Pour la femme enceinte, la perte du fœtus n'est-elle pas aussi la perte de ce regard dans lequel elle s'imagine et qui la constitue en tant que mère ? Une atteinte à cette image, et, partant, la privation d'un savoir dont elle est à jamais dépossédée ?

Nous naissons d'une scène où nous n'étions pas, dit-on généralement, et peut-être un peu rapidement. Nous étions déjà là, ne serait-ce que biologiquement avec ces chromosomes dont le jeune Guillaume a si pertinemment souligné l'importance à son thérapeute Didier David : « Mais comment, tu ne sais pas ? » Apostrophe qui sous-entend : « À d'autres... Tu es comme moi... Moi, je suis comme toi... Nous avons une mémoire : elle est dans nos rêves, dans mes rêves d'avant que je ne franchisse le passage pour venir au monde... Ma mémoire est celle de ceux d'avant, et, en plus, celle de mon combat pour être, le combat de mes désirs, mon désir, qui risque de s'éteindre s'il ne reçoit

pas ton appui, celui de ma mère, celui de mon père... »
Voilà ce que Guillaume a pu dire à celui qui l'écoutait.

Tous les exposés ont montré que l'enfant, autrefois considéré comme le produit simplement « nécessaire » à une spécialité, est maintenant objet d'attention, de préoccupations, de questions. Est-ce à dire que nos présupposés sont tombés ? Est-ce que nous ne risquons pas de les remplacer par d'autres tout aussi défensifs ? tout aussi nocifs, parfois constructifs, mais présupposés quand même ? Ainsi nous reprenons volontiers la déclaration de Freud selon laquelle il n'y a pas, dans notre inconscient, de représentation de la mort. Or, ailleurs, il a situé la représentation collective de la mort dans la figure de la Muette. Cette représentation est spontanément produite par des enfants touchés dans leur corps et qui savent leur destin, c'est-à-dire une fin de vie « avant terme ». Alors : pas de représentation de la mort ? de la nôtre ? Mais est-ce la nôtre qui nous importe le plus, ou celle de l'Autre, celui, celle sans qui nous ne pourrions exister ? La sagesse de l'enfant, celui qui parle, s'appuie sur une con-naissance : avant de maîtriser la parole, il ne pouvait être hors de la présence de l'Autre.

Pourquoi nous est-il si difficile d'accorder à chacun, enfant, homme, femme, famille, la possibilité de penser selon ses propres positions qui sont déterminées par sa tradition, sa culture, sa philosophie, sa religion, son histoire ? Est-ce parce que nous craignons l'étranger ou l'étrange = qu'il soit clandestin, mort, immigré ou fœtus ?... Pourquoi cette difficulté à (re)mettre en question nos certitudes ?

N'est-ce pas cette difficulté qui fait obstacle dans l'aide que nous tentons d'apporter à celui qui est dans le malheur ? dans un deuil ?

Comment surmonter la perte subie et vivre avec la mémoire du traumatisme ? Lorsque cette mémoire est figée, elle garde le potentiel létal du traumatisme lui-même et ne permet qu'une « survie ». C'est ce qu'on appelle le deuil pathologique. Pour qu'un sujet puisse « vivre », accepte de vivre, il est nécessaire que le traumatisme, la mort de l'autre, soit repris dans l'histoire du sujet. Comment ? Grâce à la parole. Mettre un nom, appeler par son nom la violence subie par la perte qui, un temps, a infligé sidération, et non-sens, aller ainsi au bout de cette perte, tel serait un élément du travail de deuil.

Le deuil désigné comme pathologique est celui qui est interdit par le groupe dans lequel vit le sujet. Différentes voies sont possibles : ainsi la perte peut trouver à se dire dans un autre groupe : religieux, secte, parti, endeuillés... qui donne à chaque participant un sentiment de partage, de sécurité. En l'absence d'une telle issue, le sujet reste dans l'impasse. Ce qui ne peut être mis en mots, ce qui ne peut être pensé demeure (ou sécrète) de la violence, une violence destructrice qui mène dans une spirale sans autre fin que l'illégitime au plan de la société, ou le rien au plan de l'individu.

Certains trouvent une issue non plus violente, mais acceptée, l'entrée dans la maladie. Il va s'agir alors d'un parcours qui les mène d'un mal à l'autre, de l'anxiété à la dépression, de la culpabilité à la honte ou à la revendication, etc. Il s'agit d'une errance psychique.

Que faire d'autre devant ces atteintes, sinon d'essayer d'établir un lien, un échange avec des paroles : il s'agit d'écouter. Non pas de dire, mais d'écouter l'autre dans ce qu'il a d'étranger à nous pour qu'il se sente entendu, de la même façon que la mère doit s'initier à l'étrangeté de cet autre qu'est son petit. Écouter celui qui dit, c'est le reconnaître comme sujet vivant : être reconnu est, faut-il le rappeler ? un besoin fondamental au petit d'homme.

« Les médecins n'ont qu'un désir, me guérir... je

ne leur demande pas de me guérir, je demande qu'ils me soignent » : comment être plus lucide et clair quant au désir de vivre malgré le traumatisme ?

Ginette RAIMBAULT

LES AUTEURS

Marilia AISENSTEIN, psychanalyste, membre titulaire de la Société psychanalytique de Paris et de l'Association internationale, dirige une unité à l'Institut de psychosomatique.

Francine CAUMEL-DAUPHIN est sage-femme.

Didier DAVID est psychiatre, praticien hospitalier dans le service de psychiatrie de l'enfant de l'hôpital Saint-Vincent-de-Paul (Paris).

Geneviève DELAISI est psychanalyste, auteur de *La Part de la mère* (Odile Jacob, 1997).

Maryse DUMOULIN est médecin attaché au Service de pathologie maternelle et fœtale de l'hôpital Jeanne-de-Flandre (CHRU de Lille).

Muriel FLIS-TRÈVES est psychanalyste, membre affilié de la Société de Paris.

René FRYDMAN est gynécologue-obstétricien, membre du Comité national consultatif d'éthique. Il est l'auteur, avec le Dr Julien Cohen-Solal, de *Ma grossesse, mon enfant* (Odile Jacob, 1996).

Camille LAURENS est écrivain, auteur de *Philippe* (POL, 1995).

Catherine LE GRAND-SÉBILLE, anthropologue, chercheur associé au Laboratoire d'anthropologie sociale, chargée d'enseignement à l'Université.

Jean-Philippe LEGROS est psychologue-psychanalyste, attaché à l'hôpital Saint-Vincent-de-Paul (Paris).

François OLIVENNES est gynécologue-obstétricien, praticien hospitalier à l'hôpital Antoine-Béclère (Clamart).

Ginette RAIMBAULT est psychiatre-psychanalyste, auteur de *Lorsque l'enfant disparaît* (Odile Jacob, 1996).

Catherine RONGIÈRES-BERTRAND est gynécologue-obstétricien à l'hôpital Antoine-Béclère (Clamart).

François ROUSSEL est philosophe.

Michel SOULÉ est psychiatre, professeur honoraire de psychiatrie infantile à l'université Paris-V.

Anne-Sylvie VALAT est gynécologue-obstétricien à l'hôpital Jeanne-de-Flandre (CHRU de Lille).

Michèle VIAL-COURMONT est néonatologiste, pédiatre de maternité à l'hôpital Antoine-Béclère (Clamart).

Françoise ZONABEND est anthropologue, directeur d'études à l'École des hautes études en sciences sociales, attachée au Laboratoire d'anthropologie sociale (CNRS, Collège de France, EHESS), auteur de *La Presqu'île au nucléaire* (Odile Jacob, 1989) et, en collaboration, de l'*Histoire de la famille*, 3 vol. (Hachette, 1994).

Imprimé par Lightning Source France
1 avenue Gutenberg
78310 Maurepas

N° d'édition : 7381-0472-Y

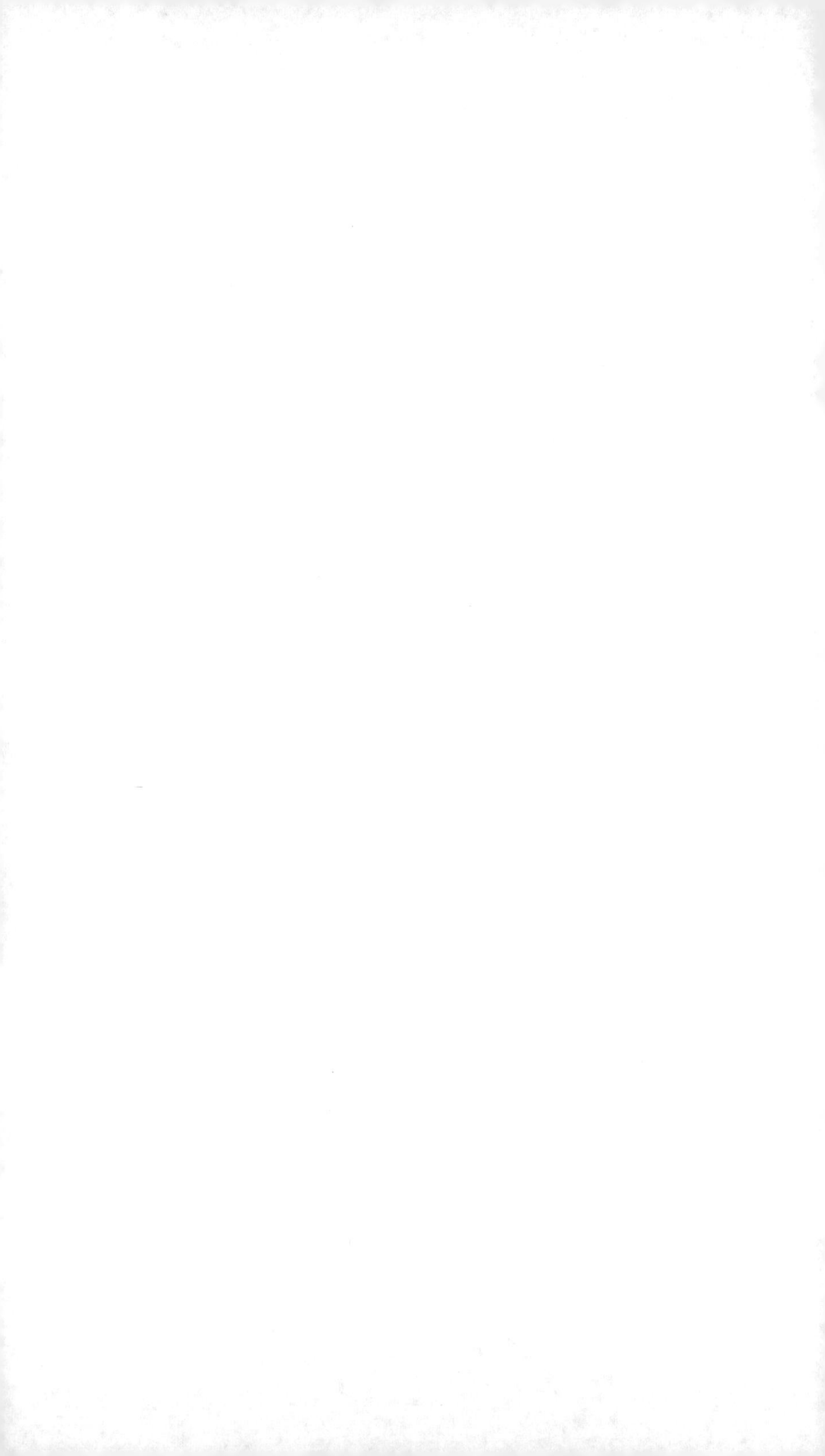